回医诊断学

全国中医药行业高等教育

『十三五』创新教材

【中医专业本科生适用】

南 一

高如宏 —— 主编

中国中医药出版社

·北京·

图书在版编目（CIP）数据

回医诊断学 / 南一，高如宏主编 . —北京 : 中国中医药出版社 , 2018.9
全国中医药行业高等教育"十三五"创新教材
ISBN 978-7-5132-5112-9

Ⅰ . ①回… Ⅱ . ①南… ②高… Ⅲ . ① 回族—民族医学—诊断学—高等学校—教材 Ⅳ . ① R291.3

中国版本图书馆 CIP 数据核字（2018）第 161023 号

中国中医药出版社出版
北京市朝阳区北三环东路 28 号易亨大厦 16 层
邮政编码 100013
传真 010-64405750
北京市松源印刷有限公司印刷
各地新华书店经销

开本 787×1092 1/16 印张 14.75 字数 217 千字
2018 年 9 月第 1 版 2018 年 9 月第 1 次印刷
书号 ISBN 978 – 7 – 5132 –5112–9

定价 55.00 元
网址 www.cptcm.com

社 长 热 线 010-64405720
购 书 热 线 010-89535836
维 权 打 假 010-64405753

微信服务号 zgzyycbs
微商城网址 https://kdt.im/LIdUGr
官方微博 http://e.weibo.com/cptcm
天猫旗舰店网址 https://zgzyycbs.tmall.com

如有印装质量问题请与本社出版部联系（010-64405510）
版权专有 侵权必究

《回医诊断学》
编委会

内容简介

　　回医诊断学属自然科学范畴，是阿拉伯伊斯兰医学与中国传统医学的高度结合，受阿拉伯伊斯兰哲学思想的影响。回医诊断学是连接回医基础理论与临床之间的桥梁，具有指导临床的作用，其内涵丰富、技术独特、特色鲜明。其天人合一的整体观，以禀性为中心的性智本原观，辨因、辨证、辨体质相结合的诊断方法共同构成回医诊断学的主要特点。学习回医诊断学，对于继承、发展、创新回医学具有重要意义。

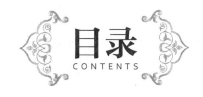

目录
CONTENTS

下篇　辨证

绪　论

回医药学是以天人合一的理论为核心，以元气学说为基础，以阴阳七行、四性四液理论为纲，汲取、融合了古代阿拉伯医药文化和中医药文化及辩证唯物论的哲学思想，并吸纳了东西方诸如天文、气象、历法、物候、生物、化学、生育、心理等科学成果，经回族先贤及后世学者以儒诠经，传医学，发奥义，通过反复医疗实践使其得以不断丰富完善，总结归纳出独特的理论体系。其特点在于以认识、预防、治疗人体身心疾病为手段，以保持、恢复、增强人的身心健康与天地自然相适应能力为目的的人文医学。它在许多方面蕴含祖国传统医学和阿拉伯医学以及其他医学的诊疗特点，但又有其独特的回族文化，区别于其他医学的民族医学。它不是一般的民族医学，也不是仅仅局限于民间草药方术的民间医，而是一种有理论、有实践、有伦理、有指导、有方向的医学，是综合的医学体系，既注重人体，又注重精神；既注重个体，又注重社会，它是世界性的，利用一切卫生资源和医学技术为全人类服务的医学。回医药的理论特色和临床特色是回族及其先民具有原创性和民族文化特征的伟大创造，是回医药对祖国传统医药学的积极贡献。

诊，诊察了解；断，分析判断。"诊断"就是通过对患者的询问、检查，以掌握病情资料，从而对患者的健康状态和病变的本质进行辨识，并对所患病、证做出概括性判断。回医诊断学是回医基础理论与临床治疗之间的桥梁，是根据回医学的理论，研究诊察病情，判断病种，辨别证候的基础理论、基本知识和基本技能的一门学科。

一、回医诊断疾病的理论基础

回医学在论述病理过程中，以禀性为中心，体液、脏器、经脉、气血阴阳彼此密切联系，相互影响。局部的病变可影响到整体，整体的禀性、异常的体液也可显现于局部。可见，回医学是依据外在的、有感知的、显形色的信息而推知禀性、体液、脏器内在联系及其虚实盛衰变化的一种诊断方法，即通过眼、鼻、耳、舌、脉及局部显现感知症状的变化情况，以综合禀性、证候与病因的"三维辨证"为治疗提供客观的依据。

回医学的"三维辨证"思想，是基于人身（小世界）与宇宙（大世界）同源、同构、同步运动，和谐统一的动态观。从万有存在均具有长、宽、高这样的三维共性出发，运用哲学思想考察和逻辑论证，为诊断、识病、治疗提供一种全新的思维模式。

二、回医诊断疾病的基本原理

回医学在诊断上，通过眼、鼻、耳、口、舌、脉、痰、尿、便等外在表现，得出"禀性""病因病机"及"证候"方面的结论，以此为依据做出诊断。

回医学主要通过症、因、质三维辨证的综合诊断法开展医疗活动，包括识证认病四法，即直观、启示、神迹和思辨四步。医生从整体的辨证出发，遵循真一七行、四性、四液、禀性理论，运用"直观"了解疾病的临床表现，运用"启示"对症状表现加以综合分析，进而研究疾病的发生和发展过程，运用"神迹"以明确疾病的性质和病位所在，从而"思辨"其禀性病情，为施治打下基础，指明方向。

三、回医诊断疾病的基本原则

（一）诸诊合参

中医有望、闻、问、切"四诊合参"之说。作为回医学来讲，各种诊法也

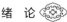

互相结合，取长补短。在收集临床资料时，要求从诸诊合参的原则出发。因临证时不能只凭一个症状或体征便仓促做出诊断，不能片面强调或夸大某种诊法的作用，而必须对患者进行全面而系统的诊查，发挥医者的主导作用，将诸种诊法综合运用，多层次、多角度、多方面收集病情资料。

（二）首辨禀性

禀性是回医理论中病理生理学的概念。在正常情况下，禀性是个体生理特性，这种特性是人体脏腑组织，气质体液等内在结构、功能和认知心理、应变能力综合作用后的整体性显现。禀性衰败则是机体的生命活动、抗御疾病能力，在脑及气质体液的统一调控下，维持在弱稳态、低水平的状况，这是一种亚病理状态，对整个人体来讲，是一种亚健康的状态。

回医学认为，禀性源自有清、有浊的父母之性，又受制于万变不同之时光和阴阳之气，染于万变不同之习俗。故禀性衰败，一者由于父母之性有蚀浊，二者由于后天风、火、水、土之侵构。

病理根源的产生，多由禀性衰败而致。生理状态下的禀性、气质体液和病理状态下的禀性衰败、病理根源说是回医学中十分重要的内容。因此，在回医诊断中，首要的是辨禀性，辨其是否有禀性衰败及禀性衰败的类型。

（三）三维辨证

三维辨证，即综合禀性、病因病机与证候的辨证方法。从禀性来论，病因相当于干扰因素，证候的出现是禀性对病因干扰的整体定型反应形式；疾病是病因干扰情况出现的症状、体征与"形""质"异常的体液、四性（根源）及脏腑组织所确定的病理过程的综合反映。也就是说，疾病是在禀性因素的基础上，受到致病因素的干扰、破坏后，发生相应病理变化，表现出了相应的证候。

辨禀性，确认是何类异常体液和气质，为识病治疗提供依据，是辨证的基础。禀性是特定的身体素质在某些病因干扰刺激过程中所表现出某些较为特异的病理反应状态和类型。它可以从结构、功能、代谢甚至遗传基因等方面对疾病做出实质性的解释。

辨病因病机,包括潜隐的先天致病因素和显现的后天致病因素。再有冷、热、干、湿四性气质失调,四大体液的异常变化(量、质)及禀性衰败等病理变化。辨证候,即症状和体征。证候是疾病发生、发展过程中在一定阶段中病位、病因、病性以及疾病发展态势的病理概括,也是对疾病当前本质做出的结论。有感知而无形色的为症状,有形色而无感知的为体征。

上　篇
诊　法

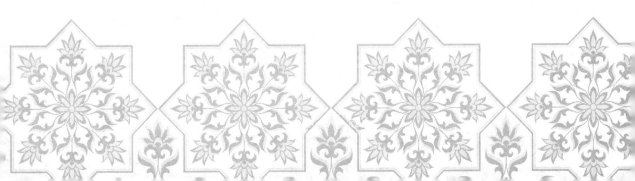

　　回医学在长期的临床实践中，逐步积累了一些独特的诊疗方法。主要通过望诊、听诊、问诊、触诊、嗅诊、舌诊、脉诊、手诊、痰诊、尿诊、大便诊等方法来观察和了解疾病的变化，分析判断疾病的症结。

第一章　望诊

望诊，是医生运用视觉对患者全身、局部的一切征象进行观察，以了解疾病情况的诊察方法。

第一节　望诊内容

望诊的主要内容有望形体、神态、呼吸、头面、躯干、四肢、皮肤、二阴等。

（一）望形体

望形体，主要是观察形体的强弱胖瘦和躯干肢体外形。

发育强壮，肌肉丰满，面色润泽，提示身体强壮，禀性不衰；身体干瘦，肌肤粗糙，面色黄白，胸膛窄小，提示禀性衰败。其中体态清瘦、肌弛肤薄者，多为禀性衰败而干；头圆颈粗，腹大肢短者，多为禀性衰败而湿。

（二）望神态

望神态，即观察患者的神情、举止。精神萎靡，目光晦暗，言语模糊，预示病情严重；嗜睡多为禀性衰败有寒、有湿，少睡多为禀性衰败有干、有热；敏感烦躁者多热，冷淡少动者多湿。

（三）望呼吸

望呼吸，即观察患者呼吸快慢、强弱、深浅等。

呼吸急促，多为头部受伤或体内废弃的体液排泄受阻；呼吸深而慢，多为体内有多余的水湿，气道不畅，见于呼吸道发炎、声带萎缩、鼻咽息肉堵塞等；呼吸无力、微弱，多为禀性衰败，气力不足，见于肺气肿、支气管哮喘等；呼吸急而轻喘且有痛感，多为浊液壅滞，气道不通，见于胸膜炎或胸膈肌炎等；呼吸深沉，多为黑液质失调，见于尿毒症或糖尿病酮症酸中毒等；呼吸长时沉静无声，多因呼吸中枢受损。

（四）望头面

回医学认为，经脉自脑流通全身，其"筋络"自脑而通至于耳、目、口、鼻、舌，再依次流通于各脏器经脉。故头部诸关窍与全身各脏器有密切联系，通过对它们的仔细观察，对于诊断疾病有至关重要的作用。

1. 望毛发：望毛发主要是观察毛发的色泽、分布及有无脱落等情况。患者头发有光泽，无明显改变，主病情轻而易治；患者头发失泽，枯槁而乱，是重病久病之象，治疗较难；少年白发，为红液质异常，主血热、血虚或肾虚，多与思虑过度、压力过大、营养不良等有关。

眉毛浓密粗长，色黑有光泽，身体强壮者，主禀性未败，体液、气质均衡。眉毛稀疏，体弱多病，多为禀性衰败，气血损伤；两眉过于平直粗疏，易见头痛、腰腿痛，多为体液失调，血多气少，多见于老年人；眉毛全秃为早衰、早老；眉毛粗浓直倒逆生长，眉骨隆起者，多性急；眉毛细长者反应较慢；眉黑而光亮，为禀性平和，气血充足；眉平直干燥，女子易月经不调，男子易神经衰弱；眉梢凌乱无序者，多郁郁寡欢；眉毛下垂细而少者，多禀性有损，气弱；小儿眉如新月多聪贤；眉乱细软失泽多体弱；头发干枯无泽，卷曲，眉乱而坚，是重症病象。

睫毛难举，或举而不灵为重病，举而灵者为轻病；双睫毛举而不闭，多见于突眼病；单睫毛举而不全闭，多见于中风。

2. 望面色：望面色是医生通过观察患者面部的颜色与光泽，以了解病情的诊法。面部色泽的变化能反映出人体禀性、体液、脏器、气血阴阳等的变化。面色分为青、黄、红、白、黑五种，五脏对应五色，青为肝，黄为脾，红为心，白为肺，黑为肾，因而从面色的变化可推测到五脏的病变。

正常人的面色是红黄相伴，有光泽。但由于存在个体的差异，所处地区不同以及季节、气候、工作环境等差异，人的面色有可能偏红、黄、青、黑、白色。另外，人的面色在春天偏青，夏天偏红，秋天偏白，冬天偏黑。

回医学认为，面红多见于禀性热、红液质者；面青，多为禀性衰败，寒毒、瘀血内盛，或痛证；面黄，易怒者，为黄液质人，病理状态下为禀性衰败而湿，可见于黄疸病；面黑，多为五脏禀性衰弱，水毒内泛、瘀血阻滞；面白，多见于禀性冷、白液质者，病理状态下为禀性衰败而冷，白体液偏盛，或血气不足，或痛甚。

3. 望目：目是天地万物赋予人体的窗口，是天地、人身精华之所系，人体脏器之精皆上注于目，其能包含一切，洞察一切，也能反映百病。

望目主要是通过观察眼神、色泽、目形及其动态变化来判断人整体及各部位的健康状况，为诊断、治疗与预防疾病提供依据。古人将目的不同部位分属于五脏，内眦及外眦的血络属"心"，因为心主血，血之精为络；黑睛属肝，因肝属风主筋，筋之精为黑睛；白睛属肺，因肺主气，气之精为白睛；瞳仁属肾，因肾属水，主骨生髓，骨之精为瞳仁；眼胞属脾，因脾主肌肉，肌肉之精为眼睑。因此，望目尤可洞察五脏的病变情况。

（1）望眼神：眼睛黑白分明，精彩内含，神光充沛，有眵有泪，视物清晰，是眼有神，多禀性未败，体液平衡，即使患病，也易治。反之，白睛暗浊，黑睛色滞，失去精彩，浮光暴露，无眵无泪，视物模糊，是眼无神，多禀性有损，体液失衡，病重难治。

（2）观色泽：目清澈者为寒，目暗浊者为热；目赤肿痛，多属热性气质失调；目眦赤为心火，白睛赤为肺火，睑缘赤烂为脾经湿热。白睛黄为禀性衰败，湿热或寒湿内盛，肝胆疏泄失常，胆汁外溢所致，多见于黄疸。目眦淡白多为血虚。

（3）察目形：眼泡水肿，如新卧起之状，是水肿病初起之征；老年人肾气衰，水道不利，可见下睑肿；目睛下陷窝内，可见于呕吐泄泻或久病重病之人；若里陷已深，视不见人，便是阴阳竭绝的死证。眼青突出而喘满上气，见于肺脏受损，呼吸不利；眼睛突出，目光炯炯，颈前肿起，见于瘿瘤，为肝气郁结、痰气壅结所致。单眼突出，多属恶候。翳生于黑睛，膜生于白睛，皆属外障眼病，多由邪毒外侵，或内有食滞、痰火、湿热等，或七情郁结，脏气虚损，或由外伤所致。外观正常，或瞳仁变色变形，出现视力障碍者，皆为内障眼病，多由情志内伤，气血亏损，肝肾不足，或外邪引动积热而发。

（4）观眼态：两目白睛翻起，眼珠上视不能转动，或目睛正圆，固定直视，神志不清，为气质、体液将绝，属危候；两目上视，不能转动，颈项强直，角弓反张，为风邪侵袭的危象。横目斜视，除先天者，多为肝风内动，牵引目系所致。睡着之时，眼睑闭合不全，多由脾虚失养，眼睑闭合失司所致。眼睑下垂，若为双睑下垂，多为先天性，属先天禀赋不足，脾肾亏损；单睑下垂，或双睑下垂不一，多为后天性，属后天失调，禀性受损，脾虚气弱，或外伤后气血不和所致。患者胞轮振跳，多因风热侵袭，或气血亏损，经脉失养所致。瞳仁扩大，多属肾精耗竭，为濒死危象；瞳仁缩小，多为肝胆火炽，或劳损肝肾，虚火上扰，或川乌、草乌、毒蕈、有机磷农药中毒。

4. 望耳：耳与脏器、四肢百骸有密切的联系，在耳郭上有全身脏器与肢体的反应点，尤其与肾、胆的关系最为密切。望耳应注意观察耳的色泽、形态及耳内分泌物的情况。

（1）色泽：常人之耳，色红润而有光泽，是禀性调和，体液平衡的表现。耳轮色白，常见于暴受风寒；全耳色白，见于禀性衰败，红液质异常，血液亏少，或饱受风寒；耳薄而白，为肾脏精绝，见于垂危之人；耳轮青黑，常见于剧痛病证；若耳轮干枯焦黑，多为肾阴久耗；耳轮红肿，则多见于热性气质失调性疾病；耳垂潮红，可能与消渴病有关。若小儿耳背见有红络，伴耳根发凉，多为麻疹先兆。

（2）形态：常人之耳，肉厚而润泽，是禀性调和，肾精充足的表现。耳薄而小是肾气亏损的表现，耳瘦削者是肾精或肾阴不足的表现。耳轮萎缩，提示禀性衰败，肾气竭绝，多属死证；耳轮甲错，为久病、红液质异常，提示血脉瘀滞。耳垂出现褶皱，提示可能有心脏疾患；耳垂过小，为禀性受损，肾气不足，先天发育不足的表现；耳垂大，多禀性调和，肾气足，多长寿。

（3）耳道分泌物：正常外耳道有耵聍腺分泌的耵聍液，还有皮脂腺的分泌物，干后是白色碎屑。有些人耵聍液长期呈油状液体，俗称"油耳"，属于正常生理现象。耵聍过多，结成硬块，可阻塞耳道，影响听力。耳内流脓，多见于禀性衰败，有湿或湿热。

5. 望鼻：望鼻应注意观察其形态、色泽及鼻内变化。

（1）色泽：鼻色明润，是无病或病将愈之征。鼻腔淡白无泽，鼻尖色白、青或黄，失泽，为禀性衰败有冷，白液质异常；若腔内潮红或赤肿，或鼻尖色红，为禀性衰败有热，红液质异常。男子鼻翼色黑下连人中，多有阴茎、睾丸疾患；女子鼻翼色黑多有经带疾患。鼻头色青，多见寒邪凝滞；色黄提示体内有湿热；色白是亡血；色赤是有热。鼻孔干燥，属禀性衰败有干；干燥而色黑如烟煤状，是禀性衰败有干、有热。

（2）形态：鼻肿者，为邪气盛。鼻红肿生疮，为血热。鼻内息肉，结如榴子，渐大下垂，闭塞孔窍，多因风热湿浊郁滞日久而成。鼻头色红生粉刺者，是酒齄鼻，多因肺胃蕴热所致。鼻柱溃陷，多见于梅毒；鼻柱崩塌，多见于麻风恶候。初病鼻翼翕动，见于热性气质失调性疾病；久病抖煽，见于寒性气质失调性疾病。病中鼻尖歪斜主病危。

（3）鼻内病变：鼻流清涕者多属于风寒之毒内侵；鼻流浊涕而黏者多属于风热之毒；鼻流脓涕，气味腥臭者，多为湿热性气质失调性疾病；鼻腔出血，多为禀性衰败有热。

6. 望口唇：注意观察其形态、色泽、润燥的变化。正常口唇丰润饱满，多为淡红色；唇色深红为禀性衰败有热；绛红多为禀性衰败，热毒内盛；淡白为禀性衰败，血气亏虚；苍白失泽为禀性衰败有冷；青紫为禀性衰败，寒毒、瘀血内盛，或痛证。口唇干裂，多为干性气质失调性疾病。久病突见唇若涂朱或人中色白，或上唇缩短，皆为病情危重之象。

7. 望咽喉：咽喉为谷道、气道之门户。咽部红肿而痛，多为禀性衰败，风热火毒内攻，或肺胃热毒内盛；淡红鲜嫩者为禀性衰败，虚火之毒上攻。

（五）望皮肤

皮肤为人体一身之表，邪毒入侵，皮肤首当其冲，故人体禀性衰败与否，感邪之轻重都可从皮肤上反映出来。

望皮肤，主要是观察皮肤的色泽、形态的异常变化，以及有无皮肤病变，如斑疹、水疱、疮疡等。正常人皮肤润滑有泽，富有弹性，无肿胀。

1. 望色泽：皮肤红赤，多由风热火毒所致。皮肤发黄者，多见于黄疸，黄色鲜明，多由湿热引起；黄色晦暗，多因寒湿所致。皮肤肿胀，按之凹陷者，为水毒外泛之水肿。皮肤黄黑而晦暗，多因禀性衰败，阳虚，血行瘀滞；若色黑而干焦，多由禀性衰败而干，肾精亏耗，肌肤失养所致；皮肤苍白，多为禀性衰败，血少气亏。

2. 望形态：皮肤枯槁无华，皱缩无弹性，为禀性衰败而干，阴亏血虚，肌肤失养所致；皮肤干枯粗糙，状如鱼鳞、松树皮，触之棘手，多由禀性衰败而干，血虚津枯，或瘀血日久，肌肤失养所致。皮肤肿胀，皮薄光亮，按之凹陷，不能随手而起，多见于湿性气质失调性疾病，如水肿；皮肤肿胀，皮厚色苍，按之随手而起，见于禀性衰败，气行不畅所致的气胀。

3. 望斑、疹、疱、疮：斑为色红或紫，呈点状或片状，平摊于皮肤下，压之不褪色，触之不碍手；疹为色红而高起，疹形如粟粒，压之褪色，触之碍手。皮肤白斑，大小不等，边界清楚，不痛不痒，病程缓慢，多因禀性衰败，气血失和，血不养肤所致；斑疹红紫、分布均匀者，多为禀性衰败，风热毒盛；斑疹塌陷不起，散漫不收者多为禀性衰败，虚损病证。皮肤黄褐斑，呈片状或点状，不高出皮肤，抚之不碍手，多因禀性衰败，阴虚火旺或气道阻塞，血道不通所致；若黄褐斑出现于妇人妊娠期，称为妊娠斑，分娩后多自行消退，不属于病态。

水疱为椭圆形，顶部饱满，浆薄如水，后稍混浊，分批出现，大小不等，多发于小儿，称为水痘，多为禀性衰败，外感湿热所致。口角、唇边、鼻旁出现集簇米粒大小水疱，伴有灼热疼痛感，多是由禀性衰败，外感风热或肺胃蕴热所致。

疮疡中，皮肤局部红肿热痛，根盘紧束者为痈，多为禀性衰败，湿热火毒蕴结，气道阻塞，血道不通所致；漫肿无头，肤色不变或晦暗，不热少痛者为疽，由禀性衰败，气血亏虚，阴寒凝滞引起；初起如粟，根脚坚硬而深，或麻或痒，顶白痛剧者为疔，多为禀性衰败，外感风热或内生火毒所致；起于浅表，形圆而红肿热痛，化脓即软，脓溃即愈者为疖，多因禀性衰败，外感热毒或湿热内蕴而发。

（六）望二阴

二阴，是指人体下部的前阴和后阴。前阴，是指外生殖器和排尿器官，包括男子的阴茎阴囊和女子的阴户；后阴，则是指肛门。所以，二阴望诊具体包括望前阴和望后阴两部分的内容。

1. 望前阴：望前阴主要看男子的阴茎、阴囊、睾丸是否正常，是否出现肿胀、硬结、溃疡等异变；女子的阴户是否出现红肿疼痛、异物突出等。具体来说，前阴可能发生下列病变。

（1）阴缩：指人体阴阳过度虚弱的一种危重证候，是指由于体内有寒毒凝滞，或外界热邪入侵人体，使阴液受损，从而使男子阴茎阴囊或女子阴户向内缩入腹中的一种病症。

（2）阴挺：指女性由于产后用力过度、脾脏虚弱导致中气下陷等原因，使阴户中出现梨状突起物的一种病症。

（3）阴肿：指由于久坐湿地感染了风湿病邪，或是由于严重的水肿证，而使阴部发肿，阴肿一般没有痛感和瘙痒感。

（4）阴疮：指由于房事不注意卫生或梅毒感染等，使患者的前阴生疮，且疮破溃后发生腐烂，并有血水或脓水流出。

（5）疝气：指外感寒湿之邪或站立过久引发身体劳累，以及体内肝气郁结等原因，使阴囊发生肿大或疼痛的一种病症。疝气又可分为水疝、血疝、狐疝、筋疝、寒疝等，每种疝气的症状都各有不同。水疝是睾丸或精索鞘膜积液引起阴囊或精索部蠕形肿物的一种疾病，患者的阴囊肿大且变得透明；血疝为外伤后引起的阴囊血肿；狐疝是指腹腔内容物滑入阴囊，致使阴囊坠胀偏大，时上时下，出没无时，卧则入腹，立则复出且伴有疼痛的病症；筋疝是因血道瘀阻所致阴蜒筋脉曲张，如蚯蚓盘曲于阴囊内，伴有坠胀；寒疝是一种急性腹痛的病症，由脾胃虚寒，或产后血虚导致。

此外，有的患者还会出现阴囊或阴户疼痛发肿，且颜色发红的病症。体弱多病的儿童患者还可能出现阴囊颜色变白或松弛下坠等气血虚脱的病症。

2. 望后阴：望后阴主要是看肛门上是否出现肿块、是否有脱肛及肛裂等，具体来说，后阴一般可能发生下列病变。

（1）痔疮：指由于患者体内血液过热，使肛门处的血道发生阻滞，或是由于肠中有湿热病邪郁积，从而使肛门内外出现凸起的、比较柔软的、紫红色肿块的一种病症。根据发病部位是在肛门外、肛门内或是内外都有，又可将痔疮分为外痔、内痔和混合痔。

（2）肛裂：指由于患者肠内的血液过分炽热，而使大便干燥秘结，排便困难，从而使肛门在排便时发生破裂的一种病症。

（3）脱肛：指老人、儿童、分娩后的妇女以及长时间腹泻的患者，由于体内中气亏虚，气虚后向下陷落，而使部分直肠从肛门脱出的一种病症。脱肛的症状有轻有重，症状较轻者，便后直肠即可自行回缩肛门内；症状较重患者，直肠脱出后难以自行缩回。

第二节 望诊注意事项

（一）光线充足，避免干扰

应尽量在充足的自然光线下进行，如无天然光线，也应在日光灯下进行，必要时白天再进行复诊，要避开有色光线及室温高低的干扰。

（二）充分暴露，排除假象

诊察时要充分暴露受检部位，以便能清楚地进行观察。对于个别与整体病情不符的征象，应认真分析，排除非病理原因所致的假象。

（三）熟悉生理，以常衡变

为了更好地识别病理体征，必须熟悉各部位组织的正常表现和生理特点，将病理体征与生理体征相比较，并要熟悉各部位组织与内在脏器经脉的联系，整体分析，动态观察，从病情发展角度判断病理体征提示的临床意义。

（四）诸诊合参，综合判断

不能以望诊代替其他诊法，单纯望诊的信息不够，资料不全，要注意将望诊与其他诊法密切结合，诸诊合参，进行综合判断。

第二章　听诊

听诊，是运用听觉，通过诊察患者发出的声音来推断疾病的诊法，主要是根据语声、呼吸、咳嗽、呕吐、呃逆、嗳气、叹息、喷嚏、肠鸣等各种声音的大小、高低、清浊，区别人体禀性变化以及气质体液失调情况。

第一节　听诊方法

听诊可分为直接听诊和间接听诊两种方法。

直接听诊是医生将耳直接贴附于被检查者的体壁上进行听诊，这种方法所能听到的体内声音很弱，这是听诊器出现之前所采用的听诊方法，目前也只有在某些特殊和紧急情况下才会采用。

间接听诊是用听诊器进行听诊的一种检查方法。此法方便，可以在任何体位听诊时应用，听诊效果好，因听诊器对器官活动的声音有一定的放大作用，且能阻断环境中的噪声，应用范围广，除用于心、肺、腹的听诊外，还可以听取身体其他部位发出的声音，如血管音、皮下气肿音、肌束颤动音、关节活动音、骨折面摩擦音等。

第二节　听诊内容

除正常生理变化和个体差异之外的声音，均属病变声音。听病变声音的内容主要包括听辨患者的语声、呼吸声、咳嗽声、呕吐声、呃逆声、嗳气声、叹息声、喷嚏声、肠鸣声等。

（一）语声

健康人的语声因性别、年龄、禀性强弱而有明显差异，一般男性多声低而浊，女性多声高而清，儿童声尖利而清脆，老年人多浑厚而低沉。此外，语声的变化亦与情志变化有关，喜时发声多欢悦，怒时发声多急厉，悲时发声多悲惨而断续，快乐时发声多舒畅而缓和，敬则发声多正直而严肃，爱则发声多温柔等。这些因一时感情触动而发的声音，也属于正常范围，与疾病无关。正常生理状态下人的声音称为常声，具有发声自然，声调和畅，柔和圆润，语言流畅，应答自如，言与意符等特点，提示人体禀性调和，气血充盈，脏器功能正常。

语声重浊多为禀性衰败，湿热气质失调，语声怯弱多为禀性衰败，气亏；多言且语声高亢多为干热性气质失调，少语且语声低微无力，多为寒性禀气失调。语言错乱，多属心有病变。声音嘶哑，无法出声，多为禀性衰败，肺脏受邪气侵袭或肺脏虚损，新病声哑属邪气侵袭，久病失声属虚损证候。喃喃自语，痴呆静默，多为禀性衰败，体内有多余的润；语声杂乱，躁扰不宁，为禀性衰败，痰火内扰。神志恍惚，语言重复，声低无力，为禀性极度衰败，出现全身虚损证候。

（二）呼吸声

呼吸声粗浊，多为热性气质失调疾病；呼吸声低微，多为禀性衰败，气力不足。呼吸伴有痰鸣音，为禀性衰败，恶润阻滞。

（三）咳嗽声

咳声重浊、痰多清白、鼻塞，多为禀性衰败，浊风时感所致；咳声不扬、痰稠黄、咽痛，多为黄液质性、干热气质失调；咳声壮厉、连声阵发，多为禀性不衰；咳声低微、咳而变音，多为禀性衰败，干寒气质失调所致。

（四）呕吐声

呕吐徐缓，声低无力，是禀性衰败，气力不足，寒性证；呕吐势猛，声高有力，为禀性衰败，实热证。

（五）呃逆声

日常嗝逆，声音不高不低，无其他不适，多因咽食急促而致，不属病态。呃声高亢，短促有力，多属禀性衰败有热；呃声低沉，气弱无力，多属禀性衰败有寒。久病出现呃逆不止，属胃气衰败的危重之象。

（六）嗳气声

嗳气，有酸腐味，声音较响，多为饱食之后，因食滞肠胃不化而致；若是无酸腐味，声音低沉，多为胃气不和或胃气虚弱所致；若声音响亮，频频发作，嗳气后脘腹舒适，常随情志变化而嗳气减轻或加重，则多为情志变化而致，属肝气犯胃。

（七）叹息声

叹息声，为情志抑郁，胸闷不畅时发出的长吁或短叹声。不自觉地发出叹息声，叹息之后自觉宽舒者，多因情志不遂，气道阻塞。

（八）喷嚏声

喷嚏多由外感风寒之邪，肺气上冲所致。邪气入侵，疾病日久不愈，忽有喷嚏，为病愈之兆。

（九）肠鸣声

腹中鸣响，得温得食则减，受寒或饥饿加重，多因久病不愈，或过食生冷或腹部受寒等，导致胃肠气机不和所致。

第三节　听诊注意事项

1. 听诊环境要安静，避免干扰；要温暖、避风，以免患者由于肌束颤动而出现的附加音。

2. 切忌隔着衣服听诊，听诊器体件直接接触皮肤以获取准确的听诊结果。

3. 应根据病情和听诊的需要，嘱患者采取适当的体位。

4. 要正确使用听诊器。听诊器通常由耳件、体件和软管三部分组成，其长度应与医生手臂长度相适应。听诊前应注意检查耳件方向是否正确，硬管和软管管腔是否通畅。体件有钟型和膜型两种类型，钟型体件适用于听取低调声音，如二尖瓣狭窄的隆隆样舒张期杂音，使用时应轻触体表被检查部位，但应注意避免体件与皮肤摩擦而产生的附加音；膜型体件适用于听取高调声音，如主动脉瓣关闭不全的杂音及呼吸音、肠鸣音等，使用时应紧贴体表被检查部位。

5. 听诊时注意力要集中，肺部听诊时要摒除心音的干扰，听心音时要摒除呼吸音的干扰，必要时嘱患者控制呼吸以配合听诊。

第三章 嗅诊

嗅诊是医生用嗅觉了解患者的口气、呼吸、痰气以及其他排泄物等在气味上的变化，以推断疾病情况的一种诊察方法。

第一节 病体气味

（一）口臭

口臭是指患者张口时，口中发出臭秽之气。多见于口腔疾病或胃肠蕴热之人。口腔疾病致口臭的，可见于牙疳、龋齿或口腔不洁等。胃肠有热致口臭的，多见胃热盛，宿食内停或脾胃湿热之证。

（二）汗气

因引起出汗的原因不同，汗液的气味也不同。黑液质人或感受风邪者，汗出多无气味。红液质人或热邪壅盛，或久病阴虚火旺之人，汗出量多而有酸腐之气。痹证若风湿之邪久羁肌表化热，也可汗出色黄而带有特殊的臭气。脾、肾虚损所致水肿者若出汗伴有"尿臊气"，则是病情转危的险候。

（三）鼻臭

鼻臭是指鼻腔呼气时有臭秽气味。其因有三：一是鼻涕，如鼻流黄浊黏稠腥臭之涕、缠绵难愈、反复发作，是鼻渊；二是鼻部溃烂，如梅毒、疠风或癌肿可致鼻部溃烂，而产生臭秽之气；三是内脏病变，如鼻呼出之气带有"烂苹果味"，是消渴病之重症；若呼气带有"尿臊气"，则多见于脾肾亏虚之水肿者，病情垂危的险症。

（四）身臭

身体有疮疡溃烂流脓水或有狐臭、漏液等均可致身臭。

第二节　排出物气味

排出物的气味，患者也能自觉嗅到。因此，对于排出物如痰涎、大小便、妇人经带等的异常气味，通过问诊，可以得知。一般而言，红液质人或热邪、湿热邪气致病，其排出物多混浊而有臭秽难闻的气味；白液质人或寒邪、寒湿邪气致病，其排出物多清稀而无特殊气味。

呕吐物气味臭秽，多因胃热炽盛。若呕吐物气味酸腐，呈完谷不化之状，则为宿食内停。

呕吐物腥臭，挟有脓血，可见于胃痈；若呕吐物为清稀痰涎，无臭气或腥气，为脾胃有寒。

嗳气酸腐，多因胃脘热盛或宿食停滞于胃而化热；嗳气无臭，多因肝气犯胃或寒邪客胃所致。

小便臊臭，其色黄混浊，属热性病证；若小便清长，微有腥臊或无特殊气味，属寒性病证。

大便恶臭，黄色稀便或赤白脓血，为大肠湿热内盛；小儿大便酸臭，伴有不消化食物，为食积内停；大便溏泻，其气腥者，为脾胃虚寒。

矢气败卵味，多因暴饮暴食，食滞胃肠或肠中有宿屎内停所致；矢气连连，声响不臭，多属肝郁气滞，腑气不畅。

月经或产后恶露臭秽，为热邪侵袭胞官；带下气臭秽，色黄，为湿热盛；带下气腥，色白，为寒湿盛。

第三节　病室气味

病室的气味由患者本身及其排出物等发出。瘟疫病开始即有臭气，轻则盈于床帐，重的充满一室。室内有血腥味，多是失血证；室内有腐臭气味，多有浊腐疮疡；室内有尸臭气味，是脏器败坏；室内有尿臊气，多见于水肿病晚期；室内有烂苹果气味，多见于消渴病。

第四章 问诊

问诊，是医生通过询问患者或陪诊者，了解疾病的发生、发展、演变过程、治疗经过、现在症状和其他与疾病有关的情况，以诊察疾病的方法。

问诊的目的在于充分收集其他诊法无法取得的与诊病或辨证相关的资料，如疾病发生的时间、地点、原因或诱因以及治疗的经过、自觉症状，既往身体健康情况等，这些常是诊断中不可缺少的重要依据。

第一节 问诊的重要性

问诊是病史采集的主要手段。病史的完整性和准确性对疾病的诊断和处理有很大的影响。因此，问诊是每个医生必须掌握的基本技能。解决患者诊断问题的大多数线索和依据，即来源于病史采集所获取的资料。

通过问诊所获取的疾病的发生、发展、诊治经过以及患者既往健康状况和曾患疾病的情况，对诊断具有极其重要的意义，也可为之后对患者进行其他诊断性检查提供最重要的基本资料。具有深厚医学知识和丰富临床经验的医生，常常通过问诊就可能对某些患者做出准确的诊断。特别是在疾病的早期，机体只是处于功能改变的阶段，还缺乏器质性或组织、器官形态学方面的改变，而患者却可以有某些特殊的感受，如头晕、乏力、食欲改变、疼痛、失眠、焦虑等症状。此时，问诊所得的资料就能更早地作为诊断依据。实际上，在临床工作中有些疾病的诊断仅通过问诊即可基本确定，如感冒、喘证、胸痹、癫痫、疟疾等。相反，忽视问诊，必然使病史资料残缺不全，病情了解不够详细准确，往往容易造成临床工作中的漏诊或误诊。对病情复杂而又缺乏典型症状和体征的病例，深入、细致的问诊就更为重要。

采集病史是医生诊治患者的第一步，正确的问诊往往能把医生的思维判断引入正确的轨道，有利于对疾病做出迅速准确的诊断。对复杂的疾病，也可通过问诊为下一步继续诊察提供线索。一般来说，患者的主观感觉最真切，因某些病理信息目前还不能通过仪器测定，只有通过问诊才能获得真实的病情，在辨证中，问诊获得的资料所占比重较大，其资料最全面、最广泛。此外，问诊的重要性还在于它是医患沟通、建立良好医患关系的重要方式。正确的问诊方法和良好的问诊技巧，能使患者感到医生亲切可信，有信心与医生合作，这对诊治疾病也十分重要。问诊过程除能收集患者的疾病资料用于诊断和治疗外，还有其他功能，如健康教育，向患者提供治疗、护理、预防等信息，有时候甚至交流本身也具有治疗作用。

第二节 问诊的原则

问诊时要做到恰当准确，简要而无遗漏，应当遵循以下原则。

（一）确定主诉

围绕主诉进行询问。问诊时，应首先明确患者的主诉是什么。因为主诉反映的多是疾病的主要矛盾。抓住了主诉，就是抓住了主要矛盾，然后围绕主要矛盾进行分析归纳，初步得出所有可能出现的疾病诊断，再进一步围绕可能的疾病诊断询问，以便最终得出确定的临床诊断或印象诊断。

（二）问辨结合

边问边辨。门诊时，不是全部问完之后再综合分析而是一边问，一边对患者或陪诊者的回答加以分析辨证，采取类比的方法，与相似证中的各个方面加以对比，缺少哪些情况的证据就再进一步询问哪些方面，可以使问诊的目的明确，做到详而不繁，简而不漏，搜集的资料全面而准确。问诊结束时，医生的头脑中就可形成一个清晰的印象诊断或结论。

第三节　问诊的方法

（一）一般问诊

1. 问诊开始，由于对医疗环境的生疏和对疾病的恐惧等，患者就诊前常有紧张情绪，医生应主动创造一种宽松和谐的环境以解除患者的不安心情。注意保护患者的隐私，最好不要当着陌生人开始问诊，如果患者要求家属在场，医生可以同意。使用恰当的语言或肢体语言表示愿意为解除患者的病痛尽自己所能，这样的举措将有助于建立良好的医患关系，缩短医患之间的距离，改善互不了解的生疏局面，使病史采集能顺利地进行下去。

2. 尽可能让患者充分自由地陈述和强调他认为重要的情况和感受，只有在患者所陈述的内容离病情太远时，才需要根据陈述的主要线索灵活地把话题转回，切不可生硬地打断患者，甚至用医生自己主观的推测去取代患者的亲身感受。

只有患者的亲身感受和病情变化的实际过程才能为疾病的诊断提供客观的依据。

3. 追溯首发症状开始的确切时间，直至目前的演变过程。如有几个症状同时出现，必须确定其先后顺序。虽然收集资料时，不必严格地按症状出现先后提问，但所获得的资料应足以按时间顺序写出主诉和现病史。如此收集的资料能准确反映疾病的发展过程。

4. 在问诊的两个项目之间巧妙使用过渡语言，即向患者说明将要讨论的新话题及其理由，使患者不会困惑你为什么要改变话题以及为什么要询问这些情况。如过渡到家族史之前可说明有些疾病有遗传倾向或在一个家庭中更容易患病，因此，我们需要了解这些情况。

5. 根据具体情况采用不同类型的提问。一般性提问（或称开放式提问），常用于问诊开始，可获得某一方面的大量资料，让患者像讲故事一样叙述他的病情。这种提问应该在现病史、既往史、个人史等每一部分的开始时使用，如："你今天来，有哪里不舒服？"待获得一些信息后，再着重追问一些重点问题。直接提问，用于收集一些特定的有关细节，如"阑尾切除时你多大年龄？""你什么时间开始腹痛的？"这样获得的信息更有针对性。另一种直接选择性提问，要求患者回答"是"或"不是"，或者对提供的选择做出回答，如"你曾有过严重的头痛吗？""你的疼痛是锐痛还是钝痛？"。为了系统有效地获得准确的资料，询问者应遵循一般提问到直接提问的原则。

不合理的提问方式可能得到错误的信息或遗漏有关的资料，以下提问方式应予避免。如诱导性提问或暗示性提问，在措辞上已暗示了期望的答案，使患者易于默认或附和医生的诱问，如："你的胸痛放射至左手，对吗？""用这种药物后病情好多了，对吧？"其次，还有责难性提问，容易使患者产生防御心理，如"你为什么吃那样脏的食物呢？"如医生确实要求患者回答此问题，则应先说明提出该问题的原因，否则在患者很可能认为这是一种责难。另一种不恰当的方式是连续提问，即连续提出一系列问题，可能造成患者对要回答的问题混淆不清，如："饭后痛得怎么样？和饭前不同吗？是锐痛，还是钝痛？"

6. 提问时要注意系统性和目的性。杂乱无章的重复提问会降低患者对医生的信心和期望。例如，在收集现病史时已获悉患者的一个姐姐和一个弟弟也有类似的头痛，如再问患者有无兄弟姐妹，则表明询问者未注意倾听。有时为了核实资料，同样的问题需多问几次，但应说明，例如："你已告诉我，你大便有血，这是很重要的资料，请再给我详细讲一下你大便的情况。"有时用反问及解释等技巧，可以避免不必要的重复提问。

7. 询问病史的每一部分结束时进行归纳小结，可达到以下目的。首先是唤起医生自己的记忆，理顺思路，以免忘记要问；其次是让患者知道医生如何理解他的病史；第三是提供机会核实患者所述病情。因此，对现病史进行小结常常显得特别重要。小结家族史时，只需要简短地概括，特别是阴性或不复杂的阳性家族史。小结系统回顾时，最好只小结阳性发现。

8. 避免医学术语。在选择问诊的用语和判断患者的叙述时应注意，不同文化背景的患者对各种医学词汇的理解有较大的差异。与患者交谈，必须用患者易懂的词语代替难懂的医学术语，不要因为患者有时用了一两个医学术语，就以为他有较高的医学知识水平。例如，有的患者曾因耳疾而听说并使用"中耳炎"这个词，但实际上患者很可能并不清楚"中耳炎"的含义，甚至连中耳在哪里可能都不知道。由于有些患者不愿承认他不懂带有医学术语的提问，使用术语就可能引起误解。有时，询问者应对难懂的术语做适当的解释后再使用，如："你是否有过血尿，换句话说有没有尿色变红的情况？"

9. 为了收集到尽可能准确的病史，有时医生要引证核实患者提供的信息。如患者用了诊断术语，医生应通过询问当时的症状和检查等以核实病情资料是否可靠。例如，患者："5年前我患了肺结核。"医生："当时做过胸部X光检查吗？"患者："做过。"医生："经过抗结核治疗吗？"患者："是，服药治疗"。医生："知道药名吗？"又如患者说，"我对青霉素过敏"，则应追问"你怎么知道你过敏？"或问"是青霉素皮试阳性或你用青霉素时有什么反应？"经常需要核实的资料还有呕血量、体重变化情况、大便和小便量，重要药物如糖皮质激素、抗结核药物和精神药物的使用，饮酒史、吸烟史以及过敏史等。

10. 注重仪表、礼节和友善的举止，有助于与患者建立起和谐的医患关系，使患者感到温暖亲切，容易获得患者的信任，甚至能使患者讲出原想隐瞒的敏感事情，适当的时候应以微笑或赞许地点头示意。问诊时记录要尽量简单、快速，不要只埋头记录，不顾与患者必要的眼神交流。交谈时采取前倾姿势以表示注意倾听。另外，当患者谈及他的性生活等敏感问题时，询问者可用两臂交叉等姿势，显示出能接受和理解他问题的身体语言。其他友好的举止还包括语音、语调、面部表情和不偏不倚的语言，以及一些鼓励患者继续谈话的短语，如"我明白""接着讲""说得更详细些"。

11. 恰当地运用一些评价、赞扬与鼓励的语言，可促使患者与医生的合作，使患者受到鼓舞而积极提供信息，如"你已经戒烟了？有毅力"，或"你能每月做一次乳房的目我检查，这很好"。但对有精神障碍的患者，不可随便用赞扬或鼓励的语言。

12. 询问患者的经济情况，关心患者有无来自家庭和工作单位经济和精神上的支持。医生针对不同情况做适当的解释，可使患者增加对医生的信任。有时应鼓励患者设法寻找经济和精神上的支持和帮助以及介绍一些能帮助患者的个人或团体。

13. 医生应明白患者的期望，了解患者就诊的确切目的和要求。有时患者被询问病情时一直处于被动的局面，实际上他可能还有其他目的，如咨询某些医学问题，因长期用药需要与医生建立长期关系等。在某些情况下，咨询和教育患者是治疗成功的关键，甚至本身就是治疗的目标。医生应判断患者最感兴趣的、想要知道的及每一次可理解的信息量，从而为他提供适当的信息或指导。

14. 许多情况下，患者答非所问或依从性差是因为患者没有理解医生的意思。可用巧妙的方法检查患者的理解程度，询问者可要求患者重复所讲的内容，或提出一种假设的情况，看患者能否做出适当的反应。如患者没有完全理解或理解有误，应及时予以纠正。

15. 如患者问到一些问题，医生不清楚或不懂时，不能随便应付，不懂装懂，甚至乱解释，也不要简单回答三个字"不知道"。如知道部分答案或相关信息，医生可以说明，并提供自己知道的情况供患者参考。对不懂的问题，可以回答自己以后去查书，请教他人后再回答，或请患者向某人咨询，或建议去何处能解决这一问题。

16. 问诊结束时，应对患者的合作表示感谢，告知患者或用肢体语言暗示医患合作的重要性，说明下一步对患者的治疗计划，下次就诊时间或随访计划等。

必须指出，只有通过理论学习结合实际反复训练才能较好地掌握问诊的方法与技巧。如像人类交往与交流的其他形式一样，不可能有机械的、一成不变的问诊模式和方法，应机敏地关注具体情况灵活把握。初学者有时思维紊乱、语涩词穷，难以提出恰当的问题，问诊进展不够顺利，应不断总结经验，吸取教训。必要时可以反问自己，是否患者此时特别难受？是否患者不愿表达？有无语言障碍？是否患者被疾病吓倒？医生自己是否太紧张？是否自己的言行影响了医患关系？是否患者对自己的信任度不够？努力去发现影响问诊的原因，予以解决，才能不断地提高问诊水平。

（二）重点问诊

重点的病史采集是指针对就诊的最主要或单个问题（现病史）来问诊，并收集除现病史外的其他病史部分中与该问题密切相关的资料。要采集重点病史，要求医生已经深入学习和掌握全面问诊的内容和方法，并具有丰富的疾病相关知识，具有病史资料分类和提出诊断假设的能力。重点的病史采集不同于全面的病史采集过程，应基于患者所表达的重点问题及其紧急程度，医生应选择那些对解决该问题所必需的内容进行问诊，所以病史采集是以一种较为简洁的形式，并经调整过的顺序进行的。但问诊仍必须获得主要症状的以下资料，即全面的时间演变和发生发展情况，即发生、发展、性质、强度、频度、加重和缓解因素及相关症状等。通常患者的主要症状或主诉提示了需要做重点问诊的内容。因此，随着问诊的进行，医生逐渐形成诊断假设，判断该患者可能是哪些器官系统患病，从而考虑下一步在过去史、个人史、家族史中选择相关内容进行问诊。

一旦明确现病史的主要问题，指向了某（或某些）器官系统，医生经过临床诊断思维的加工就会形成诊断假设，就应重点对该系统的内容进行全面问诊，通过直接提问收集有关本系统中疑有异常的更进一步的资料，对阳性的回答应进一步询问具体情况，而阴性症状也应记录下来。阴性症状是指缺少能提示该器官系统受累的症状或其他病史资料。例如，一个主诉是气短的患者，心血管和呼吸系统疾病可能是导致疾病发生的主要原因，因此，与这些系统和器官相关的其他症状就应包括在问诊之中，如询问有无呼吸困难、胸痛、心悸、踝部水肿或有无咳嗽、喘息、咯血、咳痰和发热。还应询问有无哮喘或其他肺部疾病的病史，阳性回答应分类并按发生的时间顺序记录，阴性的回答也应加以分类并记录。这对明确该诊断或做进一步的鉴别诊断很有意义。

采集既往史资料是为了能进一步解释目前的问题或进一步证实诊断假设，如针对目前考虑的受累器官系统询问是否患过相关疾病或是否做过手术，患者过去是否有过该病的症状或类似症状。如果是，应该询问，当时的病情怎么样，诊断是什么（不是用来作为现在的诊断，而仅作为一种资料），结果怎么样，不必询问全面系统的、常规的既往史问诊的全部内容，除非询问者认为这样对解决目前问题很有帮助。一般说来，药物和食物过敏史对每个患者都应询问。对育龄期妇女，应判断有无妊娠的可能性。

是否询问家族史或询问家族史中的哪些内容，取决于医生的诊断假设。个人史的情况也相同，如一个气短的患者，应询问有无吸烟史或接触毒物的经历，不管阴性、阳性回答，都能提供有用的资料。

当然，对每个患者几乎都应询问更普通的个人史资料，包括年龄、职业、生活状况、近来的精神状态和体力情况。

建立诊断假设并不是要在问诊中先入为主，而是从实际情况出发，可以说问诊本身就是收集客观资料与医生的主观分析不断相互作用的过程。建立假设、检验假设和修正假设都需要询问者高度的脑力活动，绝不仅仅是问话和收集资料的简单行为。这一过程是对医生的挑战，也会带给医生满足感。医生的认知能力和整合资料的能力将决定他病史采集的实践过程。

较好地完成重点的病史采集以后，医生就有条件选择重点的检查内容和项目，以支持、修正或否定病史中建立的诊断假设。

（三）特殊情况问诊

1. 缄默与忧伤：有时患者缄默不语，甚至不主动叙述其病史，并不意味着患者没有求医动机和内心体验，可能是由于疾病使患者对治疗丧失信心或感到绝望所致。对此，医生应注意观察患者的表情、目光和躯体姿势，为可能的诊断提供线索；另外，也要以尊重的态度，耐心地向患者表明医生理解其痛苦并通过语言和恰当的躯体语言给患者以信任，鼓励其客观地叙述其病史。有时医生所提的问题触及患者的敏感方面而使其伤心难过，也可能由于问题未切中要害或批评性的提问使患者沉默或不悦，或因医生用过多、过快的直接提问，使患者感到惶恐而被动，对患者的这些反应当及时察觉，予以避免。如患者因生病而伤心或哭泣，情绪低落，医生应予安抚、理解并适当等待，减慢问诊速度，使患者情绪平复后继续询问病史。

2. 焦虑与抑郁：应鼓励焦虑患者讲出其感受，注意其语言和非语言的各种异常线索，确定问题性质。给予宽慰和保证时应注意分寸，如"不用担心，一切都会好起来的"这一类话时，首先应了解患者的主要问题，确定表述的方式，以免适得其反，使患者产生抵触情绪，导致交流更加困难。抑郁是最常见的临床问题之一，且容易被忽略，应予重视。如询问患者通常的情绪如何，对未来、对生活的看法，如疑似抑郁症，应按精神类疾病的要求采集病史，并进行相应检查。

3. 多话与唠叨：患者不停地讲，医生不易插话及提问，医生的一个问题引出患者的一长串答案。由于时间的限制及患者的回答未得要领，常使采集病史不顺利。对此，应注意以下技巧：一是提问应限定在主要问题上；二是根据初步判断，在患者提供不相关的内容时，巧妙地打断；三是让患者稍休息，同时仔细观察患者有无思维奔逸或混乱的情况，如有应按精神类疾病的要求采集病史，并进行相应检查；四是分次进行问诊，告诉患者问诊的内容及时间限制等，但均应有礼貌，诚恳表述，切勿表现出不耐烦而失去患者的信任。

4. 愤怒与敌意：患病和缺乏安全感的人可能表现出愤怒和不满，而且有时患者自身也难说明白他们为什么愤怒和愤怒的具体对象，可能指向医生，仅就因为医生在他面前或提醒他想到了自己的不适感觉，或者他们向医生，尤其是向年轻医生比向更年老的医生表示愤怒更感到安全。如果患者认为医务工作人员举止粗鲁，态度生硬或语言冲撞，更可能导致患者愤怒或怀有敌意。不管对以上哪种情况，医生一定不能发怒，也不要认为自己受到侮辱而耿耿于怀，应采取坦然、理解、不卑不亢的态度，尽量找出令患者发怒的原因并予以说明，注意切勿迁怒他人或医院其他部门。提问应该缓慢而清晰，内容主要限于现病史，对个人史及家族史或其他可能比较敏感的问题，询问要十分谨慎，或分次进行，以免触怒患者。

5. 多种症状并存：有的患者多种症状并存，医生问及的所有症状几乎都有，尤其是慢性过程又无侧重时，应注意在其描述的大量症状中抓住关键，把握实质；另一方面，在注意排除器质性疾病的同时，亦考虑其可能由精神因素引起，一经核实，不必深究，必要时可建议其做精神检查。

6. 说谎和对医生不信任：患者有意说谎是少见的，但患者对所患疾病的看法和他的医学知识会影响他对病史的叙述，如患者的叔父死于胃癌，那他可能将各种胃病都视为一种致命性疾病，而把病情叙述得很重。有的患者求医心切可能夸大某些症状，或害怕面对可能的疾病而淡化甚至隐瞒某些病史。医生应判断和理解这些情况，给予恰当的解释，避免记录下不可靠不准确的病史资料。

对某些症状和诊断，患者常感到恐惧，恐惧各种有创性检查，恐惧疾病的后果或将来许多难以预料的情况。恐惧会改变人的行为，一些患者对过去信任的环境也变得不信任。有时医生能感觉到患者对医生的不信任以及说谎的行为，医生不必强行纠正，但若通过观察、询问了解到患者有说谎的可能时，应认识到这个问题，待患者情绪稳定后再询问病史资料。若有人没病装病或怀有其他非医学上的目的有意说谎时，医生应根据医学知识综合判断，予以鉴别。

7. 文化程度低下和语言障碍：文化程度低下一般不妨碍其提供适当的病史，但患者理解力及医学知识贫乏可能影响回答问题及遵从医嘱。问诊时，医生的语言应通俗易懂，减慢提问的速度，注意必要的重复及核实。患者通常对症状耐受力较强，不易主动陈述，出于对医生的尊重及环境生疏，使患者通常表现得过分顺从，有时对所有问题都回答"是"，不过是一种礼貌和理解的表示，实际上，可能并不理解，也不一定是同意或肯定的回答，对此应特别注意。

语言不通者，最好是找到翻译，并请如实翻译，勿带倾向性，更不应只是解释或总结。有时通过肢体语言、手势等，加上不熟练的语言交流也可抓住主要问题。医生反复的核实很重要。

8. **危重和晚期患者**：危重患者需要高度浓缩的病史。病情危重者反应变慢，甚至迟钝，不应催促患者，应予理解。经初步处理，待患者病情稳定后，可赢得进一步问诊的时间，详细询问病史。

重症晚期患者可能因治疗无望有拒绝、孤独、懊丧、抑郁等情绪，应特别关心患者的情绪。对诊断、预后等回答应恰当并力求中肯，避免对患者造成进一步的伤害，更不要与其他医生的回答发生矛盾。如患者不清楚、不理解，应妥善交代或做出适当许诺，待以后详细说明。亲切的语言，真诚的关心，表示愿在床旁多待些时间，对患者都是极大的安慰和鼓励，而有利于获取准确而全面的信息。

9. **残疾患者**：残疾患者在提供病史上较其他人更为困难，除了需要更多的同情、关心和耐心之外，需要花更多时间收集病史。

对听力损害或聋哑人，交流常有困难，可用简单明了的手势或其他肢体语言，谈话清楚、大声、态度和蔼、友善。请患者亲属、朋友解释或代述，同时注意患者表情。必要时进行书面提问，书面交流。

对盲人，应更多安慰，先向患者自我介绍及介绍现场情况，搀扶患者就座，尽量保证患者舒适，这有利于减轻患者的恐惧，获得患者的信任。告诉患者其他现场人员和室内家具或装置，仔细聆听患者的病史叙述并及时做出应答，更能使患者放心与配合。

10. **老年人**：年龄一般不妨碍提供足够的病史，但因老年患者的体力、视力、听力的减退，部分患者还有反应缓慢或思维障碍的问题，可能对问诊有一定的影响。应注意以下技巧，先用简单清楚、通俗易懂的一般性提问；减慢问诊进度，使之有足够的时间思索、回忆，必要时适当地重复提问；注意患者的反应，判断其是否听懂，有无思维障碍、精神失常，必要时向家属和朋友收集补充病史；耐心仔细进行系统回顾，以便发现重要线索；仔细询问既往史及用药史，个人史中重点询问个人嗜好、生活习惯等；注意患者的精神状态、外貌言行，与家庭及子女的关系等。

11. 儿童：幼儿多不能自述病史，须由家长或陪护人员代述。所提供的病史材料是否可靠，与家长或陪护人员观察小儿的能力、接触小儿的密切程度有关，对此应予注意并在病历记录中说明。问病史时应注意态度和蔼，体谅家长因子女患病而引起的焦急情绪，认真地对待家长所提供的每个症状，因家长最了解情况，最能早期发现小儿病情的变化。五六岁以上的小儿，可让他自己补充一些有关病情的细节，但应注意其记忆及表达的准确性。有些患儿由于惧怕住院、打针等而不肯实说病情，在与他们交谈时仔细观察并全面分析，有助于判断其可靠性。

12. 精神疾病患者：自知力属于自我意识的范畴，是人们对自我心理、生理状态的认识能力，在医学上表示患者对自身疾病的认识能力。对有自知力的精神疾病患者，问诊对象是患者本人。对缺乏自知力的患者，其病史是从患者的家属或相关人员中获得。由于不是本人的亲身的经历和感受，且家属对病情的了解程度不同，有时家属会提供大量而又杂乱无章的资料，医生应结合医学知识综合分析，归纳整理后记录。与缺乏自知力患者的交谈、询问与观察属于精神检查的内容，但有时所获得的一些资料可以作为其病史的补充。

第四节 问诊内容

通过问诊了解病状、病史。包括以下内容。

1. 起病缓急：突然起病者大多是急症，如感冒，大多突起恶寒、发热、头痛。慢性疾病则说不清何时起病，而只能模糊指出大约有多长时间。

2. 起病原因：有不少疾病患者自己可以明确指出原因或诱因。如由于暴饮暴食而发生胃痛、呕吐、腹泻等；由于受凉而发热、鼻塞、咳嗽等。但也有不少疾病难于诉说具体的病因或有什么其他诱因，如疫病、痄腮、炭疽等，都没有可以询问出来的明显发病原因。

3. 病情演变过程：要按时间顺序询问从起病到就诊时病情发展变化的主要

情况，症状的性质、部位、程度，病情有无明显变化，其变化有无规律性，影响变化的原因或诱因是否存在，病情演变有无规律性，其总的趋势等。

4. 诊察治疗过程：要询问起病之初到就诊前的整个过程中所做过的诊断与治疗情况。疾病初起曾到何处就诊，做过何种检查，检查结果如何，诊为何病，做何治疗，服用何药物以及剂量、用法、时间、效果，是否出现过其他不良反应等。

5. 现在症状：要询问这次就诊的全部自觉症状，这是问诊的主要内容。

（1）问寒热：发冷发热，常为禀性衰败，毒邪内侵；但寒不热者为禀性衰败，寒性气质失调所致；但热不寒，若持续高热不退，多为禀性衰败，热性气质失调所致，常见于疮痈、中暑等；若长期低热不退，一般为禀性衰败，阴亏，或气力不足，或湿热内盛，或瘀毒内阻，热不外扬；若寒热交作，发有定时，多见于疟疾。

（2）问汗：问汗应注意有汗、无汗，区分生理性出汗，伴随症出汗等。常自汗出，动则尤甚，为禀性衰败，气损不摄，常见于体虚之人；睡则汗出，醒则汗止为禀性衰败，阴虚所致。大汗不止伴高热烦渴者，为禀性衰败，热毒火毒内盛。汗出如油，气短息微，为禀性极度衰败，临危之症。半身汗出多为禀性衰败，瘀血阻滞所致。

（3）问疼痛：疼痛是临床上十分常见的症状，多种原因、多种疾病均可引起，须结合疼痛的部位、性质及伴随症状才能明确诊断。

疼痛部位，如头痛多见于外感，风火之毒上攻；头痛而剧，恶风发热、发冷多为外部邪毒引起；长期头痛，发作较缓，时作时止，时轻时重，多属虚或虚中夹实。胸部疼痛多为心、肺病变；痛如针刺刀割，牵及项背者，常为心脏瘀阻之绞痛；若胸痛伴咳、喘甚或有脓血，多为肺脏之疾，气道损伤，如痈、痨等。腹部、腰部疼痛，多为胃肠道、肝胆肾等器官疾患。四肢关节疼痛，游走不定，多为风湿之毒所致的痹证。

疼痛的性质是推断病性、判断病因的重要依据，故应详细辨之。胀痛以胸腹部病变多见，多因气机不畅引起；重痛为痛而沉重，常见于头部、四肢及腰部，为湿毒内困之故；刺痛以腹部，特别是上腹、小腹多见，为瘀毒内阻所致；绞痛为痛不可忍，如针刺刀割，多为有形之毒闭阻气机，如心血瘀阻之胸痹，砂石之邪阻于水道之肾绞痛等；灼痛为痛如被火烧，常见于某些火毒内盛之疮疖，或胃肠道的溃烂；冷痛为痛而有冷感，得热则减，主寒毒内盛或阳气不足；隐痛为隐隐而痛，可以忍耐，却绵绵不已，持续时间较长，主虚，或虚中夹瘀，常见于某些脏器的功能失调或慢性持续性损害。问痛，还应注意询问疼痛的发作时间，能否自行缓解；与情绪的关系，痛时是喜按还是拒按等。

（4）问饮食：食少、消瘦、乏力者，多为胃肠道功能低下；食少，便溏，头身困重，多为湿毒内困；食少，厌油腻，发黄，为湿热之毒内蕴；多食易饥者，为胃肠道功能太过，常见于消渴病、甲亢。小儿嗜食异物，多为虫毒内积。对于慢性病、重病患者，能食，则预后较好，反之，则预后差。若本不能食，忽而暴食者，为禀性衰败，将绝之危候。若滴水粒米都未能进，多为食道肿瘤。

（5）问口味：口淡无味为胃肠道功能低下，甜而黏腻为湿热之毒上泛，口苦为湿热之毒内蕴。

（6）问二便：大便干结，为胃肠有热或津亏失润；大便溏，次数多，甚或如水下注，主胃肠功能弱，或暴饮伤食。小便量多清长，为虚寒；尿量减少，短赤涩痛，多为湿热之毒下注。

（7）问睡眠：临床上病态的睡眠主要有失眠和嗜睡两种。失眠者，为入睡困难，或睡而易醒，醒后不能再睡，或时时惊醒不安，甚者彻夜不眠。失眠为禀性衰败，阴血不足，或热毒上扰，或痰火食积，或精神紧张。嗜睡临床上表现为，神疲困倦，睡意很浓，经常不自主地入睡。嗜睡多为禀性衰败，阳虚阴盛，或痰湿之毒内困，或急性热病，热盛火炽，出现神昏之象。

6. 既往健康状况：主要了解患者曾患过何种主要疾病（不包括主诉中所陈述的疾病），其诊治的主要情况，现在是否痊愈，或留有何种后遗症，是否患过传染病。有无药物或其他过敏史。既往的健康与患病情况常常与现患疾病有一定的联系，可作为诊断现有疾病的参考。

7. 生活起居情况：包括患者的生活习惯、经历、饮食嗜好、劳逸起居、工作情况等。生活经历，应询问出生地、居住地及时间较长的生活地区，尤其要注意有地方病或传染病流行的地区。还应询问精神状况如何，是否受到过较大精神刺激。并问其生活习惯，饮食嗜好，有无烟酒等其他嗜好。妇女应询问月经及生育史。工作劳逸，应询问劳动性质、强度、作息时间是否正常等。

8. 家族疾病情况：家族史，是指患者直系亲属或者血缘关系较近的亲属患病情况，是否有传染性疾病或遗传性疾病。许多传染病的发生与生活密切接触有关，如肺痨病等，有些遗传性疾病则与血缘关系密切，如性病等。或近血缘结婚，而出现的禀性衰弱、精神痴呆等。

9. 特殊人群问诊：对于妇女、儿童尚需增加相关问诊内容。

（1）妇女问诊：妇人有月经、白带、怀孕、产育等特殊的生理特点，其他很多原因、很多疾病亦可以引起这几方面的病理改变，故妇女就诊时除前述有关的问诊内容外，经、带、胎、产等也是必问的内容。

问月经。需注意问月经周期、行经天数、经量、经色、经质及兼症等。有时还须问末次月经日期、初潮或停经年龄。通常情况下，初潮年龄为 12 ~ 16 岁，周期平均 28 天，行经时间 3 ~ 7 天，经色鲜红无血块，在妊娠期和哺乳期月经不来潮，绝经年龄在 49 岁左右。月经周期提前 7 天以上者，称为月经先期，多因禀性衰败，邪热之毒迫血妄行，或气虚不摄所致；月经周期推后 7 天以上，称为月经后期，多因禀性衰败，寒毒凝滞、气血不畅，或血亏源竭所致；月经周期紊乱，前后不定，错开达 7 天以上者，为月经先后无定期，多与肝气郁滞有关；若前后不定，量少色淡，则为禀性衰败，脾肾亏损所致。月经过多，多因禀性衰败，热毒下注，迫血妄行，或气虚不摄所致；月经过少，为禀性衰败，血虚，或寒毒、瘀毒、痰湿之毒内阻所致。若停经超过 3 个月而又未妊娠者，称为闭经，闭经为月经过少的进一步发展，二者成因相同或相似。月经忽然大下不止者，为"经崩"，长期淋沥不断者为"经漏"，若色鲜红有块属禀性衰败，热邪侵袭；若色淡红无块属禀性衰败，气虚不摄所致。经色淡质稀者，属禀性衰败，气血不足。若经色紫暗有块，为禀性衰败，寒凝血瘀。每于行经前后，或行经期间下腹阵发性疼痛，甚则痛不可忍，冷汗淋漓，伴随月经呈周期性发作者，称为痛经，以未婚少女多见。若经前小腹痛，经后痛减者，属禀性衰败，瘀血阻滞；若小腹隐隐而痛，腰酸胀，属禀性衰败，血虚夹瘀；若行经小腹拘急冷痛，得热则减，为禀性衰败，寒邪凝滞所致。

问带下。健康妇女可有少量白带分泌，若白带量多，淋沥不断，或色质改变，或有臭味，则为病态。带下量多而色白，为禀性衰败，脾虚，湿浊下注；带下色黄臭秽，为禀性衰败，湿热内侵。

问妊娠。已婚妇女平素月经正常，突然停经者，应考虑妊娠。妊娠妇女呕不能食，多因禀性有损，胃气虚弱或肝热气逆。妊娠后小腹部坠胀疼痛，腰部酸痛或兼漏红者，为流产先兆。

问产后。产后恶露淋沥不断，持续3周以上者，可由气虚血热，瘀毒内阻等原因引起。若产后发热持续不退，甚至高热者，可由外邪内侵，火毒炽盛，或阴虚生热等原因引起。

（2）儿童问诊：儿童问诊主要通过询问患儿父母或知情亲属来诊察小儿的病变。除了了解一般问诊的内容外，尚需结合小儿的生理病理特点进行问诊。

首先是问出生前后情况。新生儿疾病多与遗传因素有关，应重点询问母亲孕期及哺乳期的营养及健康状况，有无早产、难产等，对婴幼儿应重点询问营养是否充足、合理，发育是否正常。

其次是问易感病因。婴幼儿发育尚未健全，易受惊吓，感受风毒，出现高热、惊厥、抽搐；小儿胃肠道功能较弱，易于伤食，出现吐、泻、疳积等证；小儿气道功能未全，易患咳、喘；小儿对环境适应力差，易受外毒内侵。故对小儿应重点询问喂养情况，是否受惊、着凉，有无吐、泻、惊、搐、热、咳、喘等症。

此外，还要询问预防接种情况，传染病史及传染病接触史。6个月~5周岁小儿抵抗力差，邪毒易内侵，易患麻疹、水痘等传染病，应重点询问。

总之，问诊的内容涉及面很广，需做到详细、全面，才能为正确诊断疾病提供充分的依据。

第五节　问诊注意事项

临床问诊时，为了达到预期的目的，还应注意以下几点。

1. 医生要注意力集中，抛去其他杂念，认真询问，不可敷衍了事。

2. 医生态度要和蔼可亲，语言要通俗易懂，不要用医学术语，以取得患者的信任，必要时启发患者回答，但要避免暗示，以求病情真实。

3. 医生要注意患者的心理活动，帮助患者解除精神负担，树立起战胜疾病的信心，不要给患者带来不良的精神影响。

4. 对于危重患者，要以抢救为先，急则治标，对症治疗，不要先求确诊再行治疗，以免贻误时机，造成医疗事故。

第五章 触诊

回医触诊主要是对患者的肌肤、胸腹、手足等病变部位进行触摸按压，以测知局部有无冷热、硬块、压痛、瘀块或其他异常变化，以推断疾病的病因、病位及禀性、四性、四液变化的一种诊断方法。

第一节 触诊方法

触诊时，由于目的不同而施加的压力有轻有重，因而可分为浅部触诊和深部触诊。

1. 浅部触诊

适用于体表浅在病变（关节、软组织、浅部动脉、静脉、神经、阴囊、精索等）的检查和诊断。腹部浅部触诊可触及的深度约为1厘米。

触诊时，将一手放在被检查部位，用掌指关节和腕关节的协同动作以旋转或滑动方式轻压触摸。浅部触诊一般不会引起患者的痛苦或痛苦较轻，也多不会引起肌肉紧张。因此，有利于检查腹部有无压痛、抵抗感、搏动、包块和某些肿大脏器等。浅部触诊也常在深部触诊前进行，有利于患者做好接受深部触诊检查的心理准备。

2. 深部触诊

检查时可用单手或两手重叠由浅入深，逐渐加压以达到深部触诊的目的。腹部深部触诊法触及的深度常常在2厘米以上，有时可达4~5厘米，主要用于检查和评估腹腔病变和脏器情况，根据检查目的和手法的不同可分为以下几种。

（1）深部滑行触诊

检查时嘱患者张口平静呼吸，或与患者谈话以转移其注意力，尽量使腹肌松弛。医生右手并拢二、三、四指平放在腹壁上，以手指末端逐渐触向腹腔的脏器或包块，在被触及的包块上做上下左右滑动触摸，如为肠管或索条状包块，应向与包块长轴相垂直的方向进行滑动触诊。这种触诊方法常用于腹腔深部包块和胃肠病变的检查。（双手触诊：将左手置于被检查脏器或包块的背后，右手中间三指并拢平置于腹壁被检查部位，左手掌向右手方向托起腹部，使被检查的脏器或包块位于双手之间，并更接近体表，有利于右手触诊检查。用于肝、脾、肾和腹腔肿物的检查。）

（2）深压触诊

用一个或两个并拢的手指逐渐深压腹壁被检查部位，用于探测腹腔深在病变的部位或确定腹腔压痛点，如阑尾压痛点、胆囊压痛点、输尿管压痛点等。检查反跳痛时，在手指深压的基础上迅速将手抬起，并询问患者是否感觉疼痛加重或察看其面部是否出现痛苦表情。

（3）冲击触诊

检查时，右手并拢的二、三、四指呈 70°～90°角，放置于腹壁拟检查的相应部位，做数次急速而较有力的冲击动作，在冲击腹壁时指端会有腹腔脏器或包块浮沉的感觉。这种方法一般只用于大量腹水时肝、脾及腹腔包块难以触及者。手指急速冲击时，腹水在脏器或包块表面暂时移去，故指端易于触及肿大的肝脾或腹腔包块。冲击触诊会使患者感到不适，操作时应避免用力过猛。

第二节　触诊内容

1. 触肌肤

触肌肤主要察肌肤之寒热、荣枯、润燥及有无肿胀等。一般而言，按之肌肤热，多为热性气质失调性疾病；按之肌肤凉，多为寒性气质失调性疾病；若按之肌肤干燥，甚或甲错者，为禀性衰败，阴血大亏，或内有瘀毒。对于四肢肿胀，按之凹陷，复原较慢者，为水肿，系禀性衰败，水毒内聚之兆；若肿胀肌肤压之下凹，举手即起，则为气肿。

2. 触胸腹

胸部是人体心、肺、气管、食道等重要脏器所在，触胸部可测知这些脏器的病变情况。心脏搏动部位一般在左乳下，搏动应手、有力，动而不紧，缓而不急。若触按左乳下心脏搏动微弱无力，为心气亏虚；若左乳下按之久不应手，鼻无气息，多为死候；若按之胸部饱满隆起，气短难续，多见于喘证。

腹部无论在何部位触及包块，多为腹内有癥块之兆；若腹内触及包块碍手，按之坚硬，甚则如石，推之不移，痛有定处而拒按，多为癥积，属瘀毒内阻；若包块时聚时散，或按之无形，痛无定处，多为瘕聚，属腹内气结；若腹内结聚，绕脐而痛，按之形如筋结，指下有如蚯蚓蠕动，腹壁索状突起，散聚无常，按之移动，多为胃肠虫毒内积；右上腹胁下按及凹凸不平硬块，多为肝有积块；右下腹按之疼痛，松手后尤甚者，多为肠痈。

3. 触手足

若手足按之烫手，多为热性气质失调性疾病；若手足冰凉，冷汗淋漓，多为寒性气质失调性疾病；若手足冰冷，气短息微，为禀性衰败至极之危候。

第三节　触诊注意事项

1. 检查前医生要向患者讲清触诊的目的，消除患者的紧张情绪，取得患者的密切配合。

2. 医生手应温暖，手法应轻柔，以免引起肌肉紧张，影响检查效果。在检查过程中，应随时观察患者表情。

3. 患者应采取适当体位，才能获得满意检查效果。通常取仰卧位，双手置于体侧，双腿稍曲，腹肌尽可能放松。检查肝、脾、肾时也可嘱患者取侧卧位。

4. 触诊下腹部时，应嘱患者排尿，以免将充盈的膀胱误认为腹腔包块，有时也需排便后检查。

5. 触诊时医生应手脑并用，边检查边思索。应注意病变的部位、特点、毗邻关系，以明确病变的性质和来源。

第六章　舌诊

舌诊是通过观察舌象，以了解机体生理功能和病理变化的一种诊察方法。望舌的主要内容包括舌质和舌苔两方面，具体表现为舌质的神、色、形、态，舌下络脉和苔质、苔色等多方面。

第一节　舌的组织结构

舌体的上面称舌背，下面称舌底。舌背后部有"人"字形沟界称为人字沟，舌背的正中有一条纵行沟纹，称为舌正中沟。舌体的前端称为舌尖，舌体的中部称为舌中，舌体的后部、"人"字形界沟之前称为舌根，舌两边称为舌边。舌底正中为舌系带，两侧有浅紫色的舌静脉称为舌下络脉。

舌象包括舌质和舌苔两方面，舌质指舌的肌肉脉络组织，舌苔指附着在舌面上的一层苔状物。舌质与舌苔的形成除了与舌的肌肉、血管、神经等有关，还与舌面乳头的关系密切。舌面覆盖一层半透明的黏膜，黏膜皱折成许多细小突起，称为舌乳头。根据乳头的形态不同，可分为丝状乳头、蕈状乳头、轮廓乳头和叶状乳头四种，其中丝状乳头与蕈状乳头与舌象的形成有着密切联系，轮廓乳头、叶状乳头主要与味觉有关。脱落细胞、食物残渣、细菌、黏液等填充于丝状乳头角化的间隙内，形成白色苔状物，即为舌苔。病理性厚苔则是由丝状乳头未脱落的角化层及丝状乳头之间充填的食物碎屑、唾液、细菌、白细胞等构成。

第二节 望舌的原理

舌位于口腔之内，为食道之门户，与气道相通，上面布满血络。气道、食道常为风、寒、湿、热等诸毒入侵之通道，犹如中医所称之"病从口入"，而舌为气道、食道要塞，故毒之轻重亦可从舌上反映出来。再有，舌苔是胃气、胃阴上蒸于舌面而成，舌苔是由胃气蒸化谷气上承于舌面，与脾胃运化功能相应，舌体有赖气血充养。所以，舌象是全身营养和代谢功能的反映，亦与脾胃功能有直接关系。

舌为血脉丰富的肌性组织，有赖气血的濡养和津液的滋润。舌体的形质和舌色与气血的盈亏和运行状态有关；舌苔和舌体的润燥与津液的多少有关。舌下肉阜有唾液腺腺体的开口，是津液上潮的孔穴。唾为肾液、涎为脾液，为津液的一部分，其生成、输布离不开脏器功能，尤其与肾、脾胃等脏器密切相关，所以通过观察舌体的润燥，可以判断体内津液的盈亏及邪热的轻重。

根据历代医籍记载，各脏器病变反映于舌面，具有一定的分布规律：舌尖多反映心肺病变，舌中部多反映脾胃病变，舌根部多反映肾的病变，舌两侧多反映肝胆病变。

第三节 舌诊的方法

望舌时患者可采取坐位或仰卧位，面向光源。伸舌时应尽量张口使舌体充分暴露，将舌自然伸出口外，舌体放松，舌面平展，舌尖略向下。如伸舌过分用力，舌体紧张、卷曲或伸舌时间过长，都会影响舌的气血流行而引起舌色的改变，或干湿变化。

观察舌象，一般先看舌质，再看舌苔，观察部位一般先看舌尖，再看舌中、舌侧，最后看舌根部。望舌时间不宜过长，可重复望舌。

第四节　舌诊的内容

望舌主要观察舌质和舌苔两个方面的变化。

（一）望舌质

望舌质主要包括观察舌质的神、色、形质、动态以及舌下络脉等方面内容。

1. 舌神

舌神主要表现为舌质的荣枯。舌神是全身神气表现的一部分。舌色红活鲜明，舌质滋润，舌体活动自如者称舌有神气，多为正常状态，若是疾病状态，往往病情轻浅，预后良好；舌色晦暗枯涩，活动不灵便，称舌无神气，多提示病情严重。

2. 舌色

舌色，即舌质的颜色。一般可分淡红、淡白、红绛、青紫四大类。

（1）淡红舌

舌体颜色淡红润泽。淡红舌为正常人禀性调和的征象。疾病情况下见舌色淡红，为疾病初起，病情轻浅，尚未伤及气血及脏器。

（2）淡白舌

舌色比正常舌色浅淡，白色偏多，红色偏少，甚者舌色淡白，全无血色。临床主禀性衰败，虚证、寒证。多见于寒性气质失调性疾病。

（3）红、绛舌

舌色较正常舌色红，呈鲜红色者，称为红舌；较红舌更深的或略带暗红色者，谓之绛舌，绛舌一般为红舌进一步发展所致。舌红有时只局限于舌尖、舌两边或舌边尖部，临床主热证，舌色愈红，热势愈甚。舌红为轻热，绛红为重热，紫而干为极热。舌尖红，多主心肺热，舌边红，主肝火急躁。

（4）青紫舌

全舌呈均匀青色或紫色，或在舌色中泛现青紫色，均称为青紫舌。青紫舌还有多种表现，舌淡而泛现青紫色，则为淡青紫舌；红绛舌泛现青紫色，则为紫红舌或绛紫舌；舌上局部出现青紫色斑点，大小不一，不高于舌面，称为"瘀斑舌"或"瘀点舌"。临床主气血运行不畅，瘀血内停。舌色青蓝或紫润者，多见于寒性气质失调性疾病。

3. 舌的形质

舌的形质包括舌质老嫩、胖瘦、齿痕、点刺、裂纹、舌衄等方面。

（1）老、嫩舌

舌体坚敛苍老，纹理粗糙或皱缩，舌色较暗者为老舌；舌体浮胖娇嫩，纹理细腻，舌色浅淡者为嫩舌。舌质老嫩是舌色和形质的综合表现。临床上老和嫩是疾病虚实的标志之一。舌质坚敛苍老，多见于实证；舌质浮胖娇嫩，多见于虚证。

（2）胖、瘦舌

舌体比正常的人大而厚，伸舌满口，称为胖大舌；此外，尚有舌体肿大，舌色鲜红或青紫，甚则肿胀疼痛不能收缩回口中，称为肿胀舌；舌体比正常舌瘦小而薄，称为瘦薄舌。临床上胖大舌多因禀性衰败，津液输布失常，是体内水湿停滞的表现；瘦薄舌多属禀性衰败，气血虚弱或阴虚火旺。

（3）齿痕舌

舌体两侧有齿痕，称为齿痕舌。胖大舌常伴有舌边齿痕，但亦有舌体不胖大而出现齿痕，均为齿痕舌。临床上舌体胖大，舌色淡白，伴有齿痕，多为禀性衰败，气虚、阳虚；舌体不胖而有齿痕，舌质嫩者多属禀性衰败，脾虚、气虚或气血两虚；舌边齿痕，主脾胃不足；舌胖大淡润，边有齿印，多见于寒性气质失调性疾病。

（4）点、刺舌

点刺是指蕈状乳头肿胀或高突的病理特征。点，是蕈状乳头体积增大，数目增多，乳头内充血水肿，大者称星，小者称点。色红者称红星舌或红点舌，色白者称白星舌。刺，是指蕈状乳头增大、高突，并形成尖锋，形如芒刺，抚之棘手，称为芒刺舌。临床上舌生点刺提示脏器阳热亢盛，或为血热内盛。

（5）裂纹舌

舌面上出现各种形状的裂纹、裂沟，深浅不一，多少不等，统称为裂纹舌。裂纹或裂沟中无舌苔覆盖者，多属病理性变化；裂沟中有舌苔覆盖，则多见于先天性裂纹。临床上裂纹舌是由禀性衰败，精血亏虚，或阴津耗损，舌体失养，舌面乳头萎缩或组织皲裂所致。舌色浅淡而裂者，是血虚之候；舌色红绛而裂，则由热盛伤津，阴津耗损所致。

（6）舌衄

舌上有出血，称为舌衄。临床上，多见于热病，邪热迫血妄行，提示吐衄、发斑，或为内脏出血的征兆。

此外，舌的形质还有重舌、舌痈、舌疔、舌疳、舌菌等异常，多属于舌的局部组织病变。舌下血络肿起，好像又生小舌，称为重舌；舌上生痈，色红高起肿大，往往延及下颌，亦红肿硬痛，为舌痈；舌疔为舌上生出豆粒大的紫色血疱，根脚坚硬，伴有剧痛；舌菌为舌生恶肉，初如豆大，渐渐头大蒂小，好像"泛莲""菜花""鸡冠"，表皮红烂，流涎极臭，剧痛而妨碍饮食；舌边缘长出两条肉筋抱住大舌，或舌生恶肉头大蒂小、溃烂而臭，或舌下长出一条似舌非舌的半月状肿物，将大舌往上顶者，多见于热性气质失调性疾病。

4. 舌的动态

舌体活动灵便，伸缩自如，为正常舌态，提示气血充盛，经脉通调，脏器健旺。常见的病理舌态有舌体痿软、强硬、震颤、歪斜、吐弄和短缩等异常变化。

（1）痿软舌

舌体软弱屈伸无力，不能随意伸缩回旋，称为痿软舌。临床主禀性衰败，阴虚或气血两虚。

（2）强硬舌

舌体失其柔和，卷伸不利，或板硬强直，不能转动，称为强硬舌，亦称"舌强"。临床多见于禀性衰败，高热伤津，或风痰阻络。

（3）歪斜舌

伸舌时舌体偏向一侧，称为歪斜舌。多由禀性衰败，肝风夹痰，或痰瘀阻滞经脉而致，临床多见于中风或中风先兆。

（4）颤动舌

舌体不自主地颤动，动摇不宁者，称为颤动舌，亦称"舌战"。其轻者仅伸舌时颤动；重者不伸舌时亦颤抖难宁。临床上颤动舌是动风的表现之一。舌淡白而颤动者，多见于气血两虚；舌绛紫而颤动，多见于热盛；舌红少苔而颤动，多见于阴虚。

（5）吐弄舌

伸于口外，不即回缩者，称为吐舌；伸舌即回缩如蛇舐，或反复舐口唇四周者，称弄舌。临床上吐舌和弄舌一般都属禀性衰败，心脾有热。病情危急时见吐舌，多为禀性衰败至极，心气已绝。弄舌还可为热甚动风的先兆，或见于先天愚型患儿。

（6）短缩舌

舌体卷缩、紧缩，不能伸长，严重者舌不抵齿，称为短缩舌。舌短缩常与舌萎软并见，临床上多为病情危重的征象。舌短缩，色淡或青紫而湿润，多属禀性衰败，气血虚衰，或寒凝筋脉；舌短缩，色红绛而干，多属禀性衰败，热病伤津；舌短而胖大苔腻，多属禀性衰败，风痰阻络。

5. 舌下络脉

望舌下络脉主要观察其长度、形态、颜色、粗细、舌下血络等变化。

舌下络脉细而短、色淡红，周围小络脉不明显，舌色和舌下黏膜色偏淡者，多属禀性衰败，气血不足。舌下络脉粗胀，或舌下络脉呈青紫、紫红、绛紫、紫黑色，或舌下细小络脉呈暗红色或紫色网状，或舌下络脉曲张如紫色珠子状大小不等的瘀血结节等改变，都是禀性衰败、血瘀的征象。

（二）望舌苔

望舌苔要注意苔质和苔色两方面的变化。

1. 苔质

苔质即舌苔的质地、形态。主要观察舌苔的厚薄、润燥、腻腐、剥落等方面的改变。

（1）薄、厚苔

透过舌苔能隐隐见到舌体的苔称为薄苔，不能透过舌苔见到舌体之苔则称厚苔。临床上薄苔提示胃有生发之气，或病邪轻浅；厚苔是由胃气挟湿浊邪气熏蒸所致，主禀性衰败，邪气内盛，或内有痰湿、食积。

（2）润、燥苔

舌苔干湿适中，不滑不燥，称为润苔；舌面水分过多，伸舌欲滴，扪之湿而滑，称为滑苔；舌苔干燥，扪之无津，甚则舌苔干裂，称为燥苔；苔质颗粒粗糙，扪之糙手，称为糙苔。临床上舌苔润燥主要反映体内津液盈亏和输布情况。舌苔干燥多见于黄液质禀性之人。

（3）腻、腐苔

苔质颗粒细腻致密，融合成片，中间厚边周薄，紧贴于舌面，揩之不去，刮之不易脱落者，称为腻苔。苔质颗粒较粗大而根底松浮，如豆腐渣堆铺舌面，边中皆厚，揩之可去，或成片脱落，舌底光滑者，称为腐苔。如苔上黏厚一层有如疮脓，则称脓腐苔。舌上生糜点如饭粒，或满舌白糜形似凝乳，甚则蔓延至舌下或口腔其他部位，揩之可去，旋即复生，揩去之处舌面多光剥无苔，称之为霉苔，亦称为霉腐苔。临床上腻苔主湿浊、痰饮、食积，多由禀性衰败、痰湿根源、体内多余的润所致。腐苔多为浊邪上泛，胃气渐衰之征，为禀性衰败，恶润积滞，湿浊壅盛，胃气匮乏所致。

（4）剥苔

舌苔全部退去，以致舌面光洁如镜，称为光剥苔；舌苔全部或部分剥落，剥落处舌面光滑无苔者，称为剥苔。如舌苔大片剥落，边缘突起，界限清楚，剥落部位时时转移，称为地图舌。临床上剥苔一般主禀性衰败，胃气匮乏，胃阴枯涸或气血两虚，亦是全身虚弱的一种征象。

2. 苔色

苔色的变化主要有白苔、黄苔、灰黑苔三类，临床上可单独出现，也可相兼出现。

（1）白苔

白苔有薄厚之分。舌上薄薄分布一层白色舌苔，透过舌苔可以看到舌体者，是薄白苔；苔色呈乳白色或粉白色，舌边尖稍薄，中根部较厚，舌体被舌苔遮盖而不被透出者，是白厚苔。舌中部苔白，主体内因冷根源，有寒湿。苔白浊多为脾脏衰弱。

（2）黄苔

黄苔有淡黄、深黄和焦黄苔之别。淡黄苔又称微黄苔，是在薄白苔上出现均匀的浅黄色，多由薄白苔转化而来；深黄苔又称正黄苔，苔色黄而略深厚；焦黄苔又称老黄苔，是正黄色中夹有灰褐色苔。临床上主禀性衰败，有热。淡黄苔为热轻，深黄苔为热重，焦黄苔为热极。

（3）灰黑苔

灰苔与黑苔同类，灰苔即浅黑苔。灰黑苔多由白苔或黄苔转化而成，其中苔质润燥是鉴别灰黑苔寒热属性的重要指征。临床多见于禀性衰败，热性根源，热极伤阴；阳虚阴盛或肾阴亏损，痰湿久郁等证。此外，舌苔灰黑，有阑尾炎可能；舌根部苔发黑，主肾病；灰褐苔而干者，提示体液量少；灰褐而湿者多为体内润余、湿盛。

第五节　舌诊的注意事项

1. 光线影响

光线的强弱与色调，对颜色的影响极大。望舌应以白天充足而柔和的自然光线为佳，如在夜间或暗处，用日光灯为好，光线应直接照射到舌面，避免有色的门窗。

2. **饮食或药品影响**

饮食及药物可使舌象发生变化，过冷过热的饮食及刺激性食物可使舌色发生改变。过食肥甘之品及服大量镇静剂，可使舌苔厚腻。

3. **口腔对舌象的影响**

牙齿残缺，可造成同侧舌苔偏厚，镶牙可以使舌边留有齿痕，睡觉时张口呼吸者，可使舌苔增厚等，临床上应仔细甄别，以免误诊。

第七章　脉诊

脉象是指心脏和血管以交替膨胀或收缩的形式运动，把呼吸空气对身体的影响反映在脉搏之中。每次脉搏都包含两个动作和两次停顿，即扩张、停止，收缩、停止。

脉诊，即医生通过食指、中指和无名指的指腹在患者手腕的桡动脉处轻轻按压，以获得脉搏呈现部位的深浅、脉搏的速度、脉搏的节律、脉搏的形态、脉搏跳动的强度等信息，判断疾病气质情况的诊病手段。测腕部脉管是因为它随时都可以触及，只有少量肌肤覆盖于上；其次，患者对暴露腕部没有顾虑；同时，腕部离心脏不远，且动脉走行很直，这对诊断有帮助。

脉搏就像是给医生报告病情的使者，因此切脉辨病是非常准确可靠的诊断方法。脉诊主要被用来诊断脏器的疾病。

第一节　脉诊的方法和技巧

（一）脉诊前的准备工作

为了使脉诊的结果准确无误，在脉诊的前一天，患者应禁食酒肉或性温难消化的饮食以及性凉影响病情的饮食，要避免过饥或过饱、房事、贪睡、语多、劳神等。就诊时患者不要突然闭气，以免影响脉搏。

（二）实施诊断的时间

诊脉的时间最好选择在清晨朝阳初露的时候，因为此时天气阴阳均衡、寒热调和，人体尚未开始活动，受情绪及体力活动的影响最小。诊脉前，患者不能进饮食，而应安坐在床上，保持平静不动，呼吸均匀，使脏器阴阳平衡，并使手上之脉安于脉道，这样便可进行脉诊。

（三）脉诊的部位与手法

脉诊的部位主要有寸、关、尺。诊脉以腕后桡骨头茎突出处为"关"，关之掌侧为"寸"，关之肘侧为"尺"，以食指、中指、无名指按顺序分别按寸、关、尺三个部位。手法有轻按、中按、重按之分，候寸脉时应轻按于皮肤之上，候关脉时应中按至肌肉处，候尺脉时则须重按至深处着骨为止。当患者即将死亡，脉象不显时，可以切足背部的跌阳脉来诊断。

切脉时，患者手掌心朝上，脉象则显得更宽、更凹、更短，尤其是消瘦之人；而当手掌心朝下时，脉象就变得更凸、更长、更窄。通常选择手掌心朝上诊脉，通过切脉可以判定人体脏器的状态。

男性左手寸脉代表心、肠，关脉代表脾、胃，尺脉代表睾丸、左肾；右手寸脉代表肺、十二指肠，关脉代表肝、胆，尺脉代表右肾、膀胱。女性右手寸脉代表心、肠，关脉代表肝、胆，尺脉代表右肾、膀胱；左手寸脉代表肺、十二指肠，关脉代表脾、胃，尺脉代表卵巢、左肾。

（四）脉象的辨别

人体正常脉象有阴脉、阳脉、中性脉三种。阳脉的脉势粗壮而搏动缓慢，阴脉的脉象细而搏动迅速，中性脉流长而光滑、柔和而不急骤。在诊脉之初，医生必须首先辨明患者脉象正常时是属阳、属阴或是中性。一般来说，女子多为阴脉，男子多为阳脉，而中性脉则男女均可见到。所以必须详加考察，先辨清正常脉象，才能分清病脉。

诊断疾病时应把握各种病态脉象的特点，主要依据总脉象和具体脉象进行辨别。

第二节 脉象的特征

脉象特征主要分为 10 类。

1. 心脏舒张量

舒张量以脉搏的长度、宽度及厚度作为衡量。对脉象进行分类，共有九种单一变化的脉象被称之为"单脉"，并且有九种复合脉。其中单脉包括，长脉、短脉和中间脉，宽脉、细脉和中间脉，沉脉、浮脉和中间脉。长脉比正常的脉象要长，这是体液配属平和的人或者与此类似的人所拥有的脉象，短脉与前者相反，中间脉是介于前两种极端之间所形成的第三种脉象。剩余的六种脉象可以此类推。复合脉，有些具有独特的名称，而有些没有。如果一种脉象兼具长脉、宽脉和沉脉的特点，这种脉称为"大脉"；当上述特点最小化时，那种脉象就叫作"小脉"；介于大脉和小脉之间的就是中大脉。当一种脉象兼具了宽脉和沉脉的特点，这种脉便被称为"厚脉"；当上述特点最小化时，那这种脉就叫作"细脉"；介于厚脉和细脉之间的便为中厚脉。

2. 脉搏强度

脉搏强度，即每次搏动对手指所产生的触碰感。这其中有三种变化，即强，外扩时有力，搏击应手；弱，与前者相反；介于中间的情况。

3. 脉搏运动所用的时间

脉搏运动主要有三种变化：搏动在一个很短的时间里发生，如快脉、短脉，或疾脉；搏动发生的时间较长，呈慢、迟缓，或长时间的；介于前两者之间的中间情况，为中等脉速。

4. 脉管紧张度

脉管紧张度，即脉搏对触摸的抵抗力。这里也有三种变化：软脉或容易下压的，硬脉、坚固的或者不易下压的，能承受中等压力的脉象。

5. 脉管的充盈或空虚

满脉，或空脉，或中间情况。满脉，搏动高亢，似有跃跃欲出之感，主要是体液充盈形成的；空脉，搏动低沉，与满脉相反；介于两者之间的情况。

6. 停顿时间

疾脉，连续两次搏动之间的间隔较短；缓脉则期间间隔较长。当然，这中间也有过渡的状态。通常按照脉搏收缩时间长度来计算，但有时脉搏收缩不易被察觉时，只能按照脉搏舒张的时间长度来诊断。

7. 连续搏动的脉搏跳动均匀或者不均匀

均匀或不均匀脉，主要根据相连续脉搏的情况，比较它们的异同而进行计算，对比其规模大或小，力度强或弱，速率快或慢，敏捷或迟钝，搏动坚硬或柔软。但需要注意，可能出现前一脉搏的第二次扩张被后一脉搏的第一次扩张所取代的情况，这主要是体内禀赋热充盛所致。

规则脉，即较为平齐的脉象，严格意义上是指在任何方面规律均一致的脉象。如果仅一方面规律，则必定有所专指，可以说力度均匀或者速率规则的脉象。同理，不规则脉象既可以是全方位的，也可以是单方面的。不论是一段连续的脉象或者是任意单独的脉搏，都具有不规则性。但在单独脉搏的不规则脉里，各种的组成是不同的，不管手指所感触的部位是单一的或是多个，当存在若干个脉象不规则时，却能出现一种有规则的连续性。正常的脉搏出现或强或弱的变化，继而有规则地、一步步地发展到最强或者最弱，这时会出现一次停顿，然后再重新开始下一循环；或者脉搏在某一水平持续一段时间，然后出现一次间断，然后又恢复了先前的循环。一个完整的脉搏周期可能出现一种、两种或多种不规则脉象。这种情况下就好像有不同的两个周期存在，但它们之间维持着一个顺序。不规则脉可以包括间歇期出现搏动或者搏动期间出现间歇。

当单一的脉象多个组分出现不规则时，这可能与相应的位置和运动有关。这里会出现四种不规则的时段：扩张期疾速或迟缓，提前或者延迟出现搏动，有力或者虚弱，大脉或者小脉。上述情况都可能是均匀和规则的，或者随着过剩或不足的根源而改变，可以发生在两个、三个或四个不同的时段里。

一组不规则脉可表现为间歇脉、周期性脉和连续性脉。间歇脉：与下一次脉搏分开时，只有短暂的间隔和插入的停顿，致使两次脉搏间会出现徐疾变化及其相类似的变化。周期性脉：脉象的一部分可以由大变小，再由小慢慢变大，这样同时出现了两种脉象的相互转化。连续性脉：是指脉搏持续不断地扩张，它从缓慢的节律平稳增加到疾速，然后再由疾速变为缓慢，或从均匀到不均匀，或从大脉到小脉，变化总是连续的，没有中断。

8. 脉搏的有序或无序

有序脉或无序脉。脉象可以出现有序的不规则和无序的不规则。有序脉维持着规则连续的搏动间隔。这其中有两种情况：有序脉始终有序，任何特征都维持着一致性；或具有周期性，即两个或多个不规律的特征保持周期性地重复，就如两个同时出现的或叠加的周期，便可使最初的有序性再次出现。

9. 脉搏的节奏

脉象有着音乐般的配属。高亢和委婉的音符并列着，按照一定的间隔和规律重复着，表达的节律变化着，一些音符密切相邻，而另一些却彼此疏远；重音或突然而至，或柔和舒缓，或尖锐高亢，或浑厚低沉。有些音乐旋律清晰悦耳，而有些则模糊难辨；它们或强烈或平淡，音量厚重或者单薄；音律听起来时而规则，时而杂乱。

盖仑曾经阐述过脉象的长度，或者至少以音乐术语描述过其韵律。因此，对脉搏可以说它有双拍，三四拍，平拍，四五拍及五六拍等。有音乐素养的人以纤细的感觉和对音律的敏感，完全可以将脉象的观察与音乐的敏感在心中联系起来。假使有人对前面所陈述的细节未曾体会到，至少它可以察觉出脉象的扩张与间歇期的关系，以及整个搏动期和整个间歇期的关系。

脉搏频率正常，其韵律是优美的，或脉搏节律不齐，其韵律是不好的，这都可以用音乐来类比。其中节律不齐有三种状态：并行节律不齐，脉搏搏动发生轻微的或暂时性的改变，比如成人脉象有如青壮年，或小孩的脉象有如青壮年；节律杂乱，变化的程度更大一些，如青年的脉象犹如老年人；异节律，和原本脉律完全不同，这意味着机体的状态发生了重大变化。

第三节　脉象的分类

回医把脉象大体分为浮脉、沉脉、迟脉、数脉、结脉、促脉、代脉、滑脉、涩脉、弦脉、虚脉、实脉等。

1. 按脉搏呈现部位的深浅分类

浮脉：浮而有力，多为热证；浮而无力，多为虚证。

沉脉：沉而有力，多为湿证、寒证；沉而无力，多为虚证、久病。

2. 按脉搏的速度分类

迟脉：迟而缓急，多为湿证、虚证；迟而艰难，多为精血伤损或气滞血瘀。

数脉：数而有力，多为实热；数而无力，多为虚热；数而急疾，一息七至以上，躁而不安，多为禀性衰败，元宗虚极。

3. 按脉搏的节律分类

结脉：脉来缓慢，时见一止，止无定数，多为禀性湿寒，气道不利，血道不通。

促脉：脉来急促，时见一止，止无定数，多为禀性干热，气血痰食停积。

代脉：动而中止，良久复动，止有定数，多为禀性脏气衰败亏损。

4. 按脉搏的形态分类

滑脉：脉来应指圆滑，往来流利，如珠走盘，多为实热、痰热、停食。

涩脉：脉来艰涩不匀，往来不流利，如病蚕食叶，多为气滞血少伤精。

弦脉：脉来端直而长，如按琴弦，弦紧有力，多为各种痛证、肝病、痰饮。

5. 按脉搏跳动的强度分类

虚脉：应指无力，若脉细如线，多为禀性衰弱；若似有似无，至数不明，多为阴阳气血俱虚；若脉短而无力多为气郁、气损。

实脉：应指有力，多为正常强壮之人，或热性气质失调。

第四节　特殊疾病具有的特征性脉象

红液质病，脉搏滑利而高突；黄水病，脉搏涩而略带颤抖；虫病，脉搏扁平，有如受挤压，向两侧跳动；麻风病，脉搏涩，时有颤抖；骚热病，脉搏粗，浮且实，兼有滑象；扩散伤热证，脉搏细紧而发硬；瘟热病，脉搏细且数；疠热病，脉搏扁平，时强时弱，有时细，有时空；急性疼痛，脉搏短而促，如旗帜在劲风中飘扬；中毒，脉搏细数，有时粗，强弱不一；中毒，脉搏细数，沉而扁平；未成熟热，脉搏细数，如风飘动；增盛热，脉搏洪大而紧；陈旧热，脉搏细而紧；空虚热，脉搏空虚而急；隐性热，脉搏沉而紧；浊热，脉搏沉细而数；疮疡发热，脉搏粗壮，数而实；消化不良，脉搏大而实，久则沉细乏力；痞瘤肿块，脉搏弱而不显；水肿病，脉搏沉细，重按脉紧；外伤病，组织中有异物的，一侧脉象不显；脓疡，脉搏细数而发颤；呕吐，脉搏虚而弱。

如果是两种以上的合病，脉象更为复杂，可以出现复合脉，也可出现其他脉。当脉象出现某些异常现象时，则疾病主凶，预后不良。如强壮之人突发疾病时脉象反而细弱，久病之人脉象反呈浮洪，寒证出现热病脉象等脉象与疾病性质完全相反的状况时多为不吉之象。寸、关、尺三部脉象如有一部不明显，为五脏之脉不全，可能转成危症或死症；脉来数至，骤然停止，片刻又恢复搏动，且为规律性的停顿，则为死兆。

第五节　几种特殊的脉象

1. 妊娠脉

孕妇多呈高突而滑利的脉象，一般右部肾脉搏动强烈者主男，左部肾脉搏动强烈者主女。

2. 反常脉

一些反常的脉象将是不祥的预兆。比如，体力强壮之人患有突发的疾病，反呈细弱的脉象；病程久长，二精受损之人，反呈浮洪脉象；寒证出现热证脉象，热病出现寒病脉象等。

3. 不全脉

寸、关、尺三部脉象如有一部不明显，则是五脏之脉不全，可能转成危症或死症。其中心脉与舌相联系，肺脉与鼻相联系，肝脉与两目相联系，脾脉与口唇相联系，肾脉与两耳相联系。寸脉不显为心脉不全，同时表现为舌缩语謇；肺脉不全，则鼻翼下陷，鼻毛内卷；肝脉不全，则两目上翻，眉毛卷结；脾脉不全，则口唇下垂；肾脉不全，则两耳失聪，耳轮枯萎。

4. 间歇脉

健康脉与病脉的区别，还在于脉搏的次数。健康之人的脉搏一般是在一呼一吸间搏动五次，且每分钟的搏动次数在一百次以内没有大小、浮沉、急缓、间歇、张弛等差异，均匀地跳动，与此相反者便是病脉。在一呼一吸间脉搏超过五次者，为热性疾病；少于五次者，为寒性疾病。健康之人的脉搏在指下应如连成串的念珠一样，否则脉搏就会呈现出混乱和停滞。脉来数至，骤然中止，稍停片刻后又恢复搏动，这种有规律的或无规律的休止和停顿，称为间歇脉。间歇脉又分为因病间歇、死兆间歇等。

（1）因病间歇

因某一脏器患病而导致该部的脉搏停顿，称为因病间歇。例如，肝病患者出现肝脉停顿，胃病患者出现胃脉停顿等。

（2）死兆间歇

如果间歇脉具有一定规律性的停顿，那么就是死兆间歇。一般来说，每次停顿的间歇较长，则死期较远；反之，如果停顿的间歇距离很近，那么在短期内病情将迅速恶化，这时需结合其他证候共同做出正确判断。

5. 痉挛脉

正常脉搏的扩张被长时间中断以后，由中断前所保持的某一扩张水平迅速增至最大，多由脉管疾病所致。

6. 渡型脉

此脉与脉管的大小、搏起的强度和宽度、搏动的初始位置、柔韧度相关。这种脉象并非小脉，如波浪式一个接一个有规律地跳动着，但伴随着不同程度的起伏和回落，以及疾速和缓慢地变化，提示心脏搏动力不足。

7. 蠕虫脉

蠕虫脉亦称"爬行脉"。它具有小、柔软、微弱并且疾速的特点。由于其脉搏跳动紧密（脉搏的间隔很近），往往误以为是急脉，此脉常见于身体虚弱状态。

8. 蚁走脉

它是最小、最微弱且疾速的脉象，但它并非数脉。它与蠕虫脉的差别在于其向上升，前位和后位均可感触到。而脉宽的不规则性却察觉不到（它是蠕虫脉的微弱型，有着"亢奋的"脉象特征），此亦为身体虚弱的脉象。

9. 粗糙脉

它疾速而快，并很硬，在上升、脉宽、前位与后位的不均匀性与波型脉相似。然而，不同的是这种脉象在各个时段均更为坚硬。其不规则性与脉搏的扩张程度、坚硬性、柔和性有关，提示为血管类疾病。

10. 鼠尾脉

脉搏组成阶段中存在递增的不均匀性，从减少到增加，又从增加到减少的变化。这种脉象可出现若干次搏动，或一次搏动的一个部分。它的不均匀性与血管容量，或缓慢速率渐变为疾速，或虚弱渐变为强有关，提示心脏功能受损。

11. 摇曳脉

脉管血流量由微少增至一定水平，然后又逐渐减少至先前的少量，貌似两个蚯蚓尾尾相接地叠加到一起。

12. 重脉

此为前位与后位不均匀的一次搏动，或两次搏动紧密相连，以至于后一次搏动不能完全地扩张。这是脉管先充盈，接着停止，然后收缩，再重新充盈时所产生的脉象，常见于血管硬化性疾病。

13. 衰竭脉

脉象中间有一次停顿，就像痉挛脉。但痉挛脉的后一次搏动在前一次搏动未结束之前便开始，多见于身体极度虚弱时。

14. 震颤扭转脉

扭转脉如一根拧着的细线，前部与后部的脉位、脉宽均不规则。此种脉象容易出现在"干"性疾病之中。

15. 琴弦脉

感触时就像一根扭转的粗线，有些类似于震颤脉。但是琴弦脉的扩张不如震颤脉那样明显，规则的上浮脉位也不明显，但张力显著，脉象仅在一个部分出现扭转，此种脉象亦常见于"干"性疾病。

第六节　影响脉象的因素

自然脉象是一种"均匀"脉，意味着平和、规则、节律整齐。相当于中医的平脉。

脉象的产生所涉及的因素有本质和整体的因素，也被称之为"实质性"因素，还有非本质性的因素，包括有不可分的因素，即如果它们分开，脉象种类就要发生转变。可分的因素，是指将两者分开所产生的变化并不影响脉象的种类。

脉象的产生所涉及的本质因素有：心脏的生命力，血管的弹性，脉管的阻抗或压力。在特定的时间里，这三种本质因素会随着相关的非本质因素变化而变化。非本质因素对脉象的影响因素包括：自然属性，如人的年龄（少年、青壮年、老年），环境空气之温度（热气候、热地点），还有热性配属；非自然属性，暴露于炎热的环境，使用热水浴，或从事激烈的活动，或食物与酒的影响，或由于热性药物的影响。此外，还有超越自然的因素：情绪状态，如隐忧，忧郁或具难言之隐，或者性格怪僻者隐瞒相关事实；患者的思维习惯，热性配属失调；发生在胃或者组织中的体液分解等。

1. 实质因素对脉象的影响

大脉：如果脉管壁弹性好，心力强，阻抗增大，则出现大脉。阻抗是产生大脉的主要因素。一次大脉有力的搏动，相当于多个轻快脉或两个疾脉搏动的效果。如果生命力很强，脉管富有弹性，而阻抗适中，心力的影响会使脉象变得疾速、容量增大。但当阻抗增加时，脉象也将变得轻快，容量增大而且疾速。

小脉：血管壁硬化，心力弱，阻抗降低，则出现小脉。脉管缺乏弹性而产生的小脉和心力虚弱所产生的小脉是有区别的，前者脉象较硬，并不虚弱，而后者表现为短促和低沉。低阻抗也会产生小脉，但不虚弱。虚弱是三种小脉原因中最为重要的因素。假定心力不变，脉管的硬度减弱将比缺乏阻抗对脉象所产生的影响要大，因为这时没有什么能阻止脉管的扩张。如果阻抗很大，心力强，脉管硬化，脉搏便会加快，疾速会使脉象变小。

宽脉：衰弱可使脉象变宽，脉管空虚也会使脉象显得更宽。因为两层血管壁紧贴在一起，特别柔软的脉管也会出现这样的效果。

疾脉：虚弱，则疾而无力；若阻抗强、热，则疾而有力。

缓脉：心力相对于阻力更强一些，阻抗所导致的重度寒凉，提示生命力丧失，死亡临近。

弱脉：缺少食物导致自然生命力的不足、衰弱，过多的消耗、运动，失眠、孤独。体液的病态改变，尤其是体液进入敏感的脏器；或者进入与心脏相关的脏器。见于剧烈疼痛导致昏厥，过度悲伤、伤感以及其他不良精神状态或劳心。

硬脉：脉管干枯，脉管过度伸长，过度寒冷。当机体处于与疾病剧烈交争的危机时刻，脉象会变得非常硬，因为此时几乎各个脏器都会牵连到其中。

软脉：产生这种脉象的原因包括，"自然"的物质具有软化的功能，如营养物、丰富的饮食和体液食物；有软化作用趋向的疾病状态，如水肿、睡眠疾病、昏迷、黏液失调；精神状态异常，如过度戏闹；其他既不属于"自然"的又不是"疾病"的因素，如过多的洗浴耗散。

不规则脉：如果生命力恒定，其产生的原因在于食物或某些体液十分厚重；如果生命力虚弱，则是疾病与机体交争的表现。其他原因，如脉管过度充溢、血液黏稠，这些情况会阻碍气体在血管中的交换。当呼吸受困于心脏时最常见这种脉象，如腹中过饱、焦虑、疼痛。如果胃中储存了变质的体液，会增加脉象的不规则性，心脏的震颤也会接踵而至，从而导致震颤脉的发生。假如是一个有序的不规则脉，则预示着禀性的损害较小；如果是无序的不规则脉象，则表明身体已经遇到了严重的禀性损害。

粗糙脉：提示脉管硬度，它伴随循环中体液成分的变化而改变。通过代谢分解的"原料物质"，或分布到血管壁已成熟的产物，或炎性的物质沉积在纤维和肌肉组成的器官之中，均影响着脉搏的扩张。

重脉：生命力强，脉管硬度大，具有相当多的阻抗。因动脉受到压力后不立刻收缩而产生。

鼠尾脉：生命力弱时产生，就像某人停止了日常的体力劳动，或休息后又继续工作一样。如果鼠尾脉持续，表示心力耗散程度较大。但凡有鼠尾脉的出现，便表明还存在有部分的生命力。但它有可能变成终结鼠尾脉，然后发展为持续的鼠尾脉，最后严重者可以变为"重复鼠尾脉"，相当于中医的七绝脉。

衰弱脉：又称衰竭脉，生命力变得衰弱，或无力，或不足。"自然"因素或精神因素的突然改变也会产生此种脉象。

痉挛脉：又称紧脉，这是生命力非自然运动的结果，或者由于脉管自身不健康所致。

震颤脉：生命力强，脉管坚硬，阻抗大。

波动脉：形成这种脉象主要由于缺乏生命力，难以进行正常的脉搏扩张和收缩，即使能够进行，也只是一点一点。即便心力损失不大，只要脉管柔软，其自身就可产生波动的效果。如果血管柔软湿润，它对搏动没有太大的反应，也不会使所有的部分一起扩张；柔软和湿润的脉管只有在搏动的开始阶段迅速地扩张和改变血管的形式，却又马上减弱，恢复到原来，以至于其他手指感觉不到脉搏的运动。

蠕虫脉和蚁走脉：由身体极度虚弱而产生，因此，脉象迟缓，脉搏间隔短，各个组成部分不均匀。这是因为脉管只能缓慢地而不能瞬间立即形成扩张。

节律不和谐的脉象：如果这种脉象发生在静止期，则多由血管阻抗增加所致；若运动时出现这种脉象，则由于生命力不断减弱，或者血管张力的虚弱程度增加所致。

2. 年龄和性别对脉象的影响

男性，由于生命力和血管的阻抗都较强，因此男性的脉搏大而有力。对于女性而言，由于血管阻抗强度大，使得脉搏稍慢并略有迟滞。

7～14岁的青少年，由于他们这一时期体液配属湿润，因而脉象柔和，相对于成人的脉象，它更弱一些，并更轻快。因为其禀赋热充足，此时生命力并不十分强盛，身体也尚未发育成熟，这一年龄段发育的体型尚小，脉象反而显得大，这是因为动脉血管十分柔软，阻抗强，与成年人的脉象相比较而言，这一时期伴随有更多"湿浊物"的积聚，自由的频繁进食，导致需要进行经常性的排空和禀赋热的"蒸发"，此时的脉象搏动要更轻快些。

21～35岁的青壮年，这时期多见大脉，脉搏并不很快，有一点慢且不很活跃，随着年龄的增长脉象变得缓慢。刚刚步入青壮年时期，脉搏的容量较大；青壮年时期，脉象变得更加强壮。人的禀赋热，在青少年和青壮年两个时期基本相同，因此，这两个阶段人的脉搏具有相同的阻抗。这一时期，人的生命力越旺盛，脉搏的容量就越大，这样便对缺乏活跃的脉象和往来频繁进行了补偿。因此，生命力是脉象大小的决定因素，其次是脉管的阻抗和血管壁的状态。

中年人，由于生命力逐渐减弱而脉象变小。同时，由于血管弹性降低，脉搏速率也有所减缓，这时的脉象因而变得更加迟缓。

老年人系垂暮之年，脉象变小，迟滞而缓慢。脉象若兼见柔软，则是由于外来的不自然体液所致。

3. 各种禀性配属对脉象的影响

热性人，血管的阻力大。生命力与血管相作用，将出现大脉；若两者不协调，脉象将不稳定。如果体热并非由配属失调所导致，而是出于自然的反应，那么生命力就很充盈，人体的热量也会增加，这种禀赋热的增加不但不会削弱心力，反而会使人的呼吸变得有力，精神变得强盛。假若是配属失调导致的发热，发热程度越高，心力便会越弱。

寒性人，脉搏的宽度会减少，故见小脉、迟脉或间隔脉。如果血管柔软，脉象宽度将增加，仍然会出现迟脉和间隔脉。当血管较硬时，呼吸将减弱。寒性配属失调比热性配属失调所导致的身体虚弱要明显，这是由于后者的热性相对禀赋热来讲，与身体的行动更相关。

湿性人，脉象柔软宽大。

干性人，脉象如铁丝一样坚硬而弦动。如果干性人的心力强，并且血管阻抗大，便会出现重脉，或痉挛脉，或震顶脉。

一个人可以同时受到双重配属的影响，即脉象的一侧为寒，而另一侧为热，这种情况下可能脉象既有热性配属的特点，又出现寒性配属的特征。由此可见，脉搏的扩张与收缩不仅仅决定于心脏功能如潮汐般的推动作用，而且受到动脉壁自身舒缩的影响。

4. 一年四季对脉象的影响

春季：脉象相对平稳，只是力度增强，超过平均水平。

夏季：因为血管阻抗的关系，脉象轻快。若随着呼吸耗散，心力也有所分散，则脉象变得小而弱。

秋季：脉象不均匀，并且往往偏弱。秋季气温时而热时而凉，气候的变化性导致脉象不均匀。弱的原因是禀性因素使得有害物质发挥作用。

冬季：心力减弱，所以脉象迟缓弱小。有的人此时却能在体内存储热量，并使热量聚集起来，使得心力强壮。尤其是禀性热的人，热能使内热聚集与增强，外界的寒冷不能进入体内，因而脉象并不发生变化。

每个季节的脉象都具有与其相适应的节律。但当季节更迭时，脉象可同时兼具两个季节的特点。

5. 地域对脉象的影响

长期生活在不同地区的人，由于受地理环境的影响，以致禀性有别，因而会有不同的脉象特征。如我国东南方地势低下，气候偏温，空气湿润，人体肌腠疏松，故脉多细软偏数；西北方地势高，空气干燥，气候偏寒，人体肌腠致密紧缩，故脉象多沉实。

6. 饮食对脉象的影响

食物的质和量对脉象是有一定影响的。食物有温热之性和寒凉之性，这在脉象上会有相应的反映。至于数量，如果它是适度的，脉象会出现容量、速率和频率的增加，此源于心力和禀赋热的增长，这方面的改变可持续相当长的时间。如果食物数量过多，脉象将变得不规则，脉象会超过正常速率；食物量一旦减少，便将出现不规则脉；如果食物稍有超量，脉象的容量和频率会变得不规则，但这种情况下，不规则脉持续的时间很短暂，因为超量的食物会很快被消化掉；如果心力减弱，不管摄入食物的数量是多是少，直到食物完全被消化之前，脉象都是弱小而缓慢的；如果身体的自然本能强，则脉象平和且均匀。

酒对脉象的影响很明显。一般来讲，饮酒会使脉象变得更强盛。但大量饮入时，被身体的本能所稀释，它会引起不规则的脉象。摄入冷酒时，如同其他寒冷的食物一样，会使脉间隔延长、脉率减慢，减慢的程度与酒进入人体的速度与量成比例，一旦它被身体转化为热性，其先前的凉性作用便会消失。酒的致热作用与身体的禀赋热没有太多的区别，因为酒会被身体快速地分布至周身，尤其是饮入热酒时，将迅速地消散和代谢。如果饮入冷酒时，会对脉象起到有害作用，这点是其他寒性食物所不具备的。其原因在于这些寒性食物在体内只能逐渐变热，并不能像酒一样迅速地进入血液，因为只有变热才能进入血液。酒被很快吸收，并被血液所温暖，对于寒冷敏感的人来说这将产生害处。当温酒饮入时，其所带来的有害作用的程度会少些，这是因为人体的自然本能会通过分解、分布和分散作用来对抗它。冷酒的致冷作用表现在它能使身体自然的生命力减少，所以会导致人的脉搏减弱，直至酒被分解、分布和分散。少量饮酒还是有益于人体健康的，它通过加快呼吸获得"物质"以增强心力。尽管上面所阐述的酒的致热和致冷作用对绝大多数人而言是有害的，但对有些人来讲，他们的体液配属却能适应它。例如，寒性物质是热性配属人的滋补剂。

水对人体有促进作用。水是食物的溶剂，食物通过水的方式渗透分布到全身各个器官。但由于水性寒凉而不温暖，它并不像酒那样会增加血管的阻力。

7. 睡眠和清醒状态对脉象的影响

脉象的特性伴随着睡眠阶段和消化状态在不断地变化着。

睡眠开始阶段，禀赋热慢慢地从体表向体内回收，因而脉象显得小而弱。睡眠开始阶段的"热"与运动所产生的热能区别在于：在睡眠的初始时间，禀赋热由内脏神经本能的作用向内回收，旨在完成对食物的消化和促进排出物质成熟的过程。因此，身体的热量受到支配和掌控来执行这些任务。所以，此时的脉象变得更加缓慢而迟滞，除非这时局部的热量由于脉管的收缩和禁锢而增加。但从数量上来说，这种局部的热并不像人清醒状态下，也不像与运动和锻炼相关的热那样丰富。运动易于产生过量的热能，并且不断地燃烧达到了配属失调的程度。只有体内的禀赋热收敛并聚集，产生适当的热量，这种燃烧现象才会减少。锻炼使呼吸疾速，并产生负担，大大超出因睡眠等其他因素所引起的禀赋热的内敛。比如，温水所致禀赋热的受限和带来的快速呼吸，与辛苦劳作所产生的程度不可同语。没有其他情况会产生像运动那样大量的内热，但休息会使热量发生停顿。只要有呼吸产生，由运动所产生的热量就会通过呼吸传输至身体的表面。

脉象在消化完成以后的睡眠期间会变得更强，因为食物的营养将增强心力。消化功能在完成消化作用后产生的热能将回向体表，调集营养成分输送到全身各处，然后归于原处。营养物质会使体液配属变热以及脉搏的血管容量增大，增加适量的营养物质后血管壁会变软，脉搏的速率和轻快程度不会随着血管容量的增加而加大。

消化完成后如果继续睡眠，此时脉象又将继续变得虚弱，这是由于代谢废物过多的存留，致使禀赋热凝固。这些废物只能在人清醒状态下从相应的管道排出，即所谓"运动和不被查知的流汗"。

如果身体正处在禁食状态，没有任何事物有待消化，体液的配属将趋于变冷，结果会导致脉象不仅持续缩小、缓慢和迟滞，而且将会越来越明显。

人清醒时会对脉象有一定影响。当一个人从睡梦中清醒，其脉象的容量和速率会平稳地恢复到正常状态。但若突然苏醒，脉象便会很快变弱，因为苏醒时耗费了心力，原先充沛的血管容量在这之后会产生大量的热量，心力骤然受到激惹以应对突然的变化，便出现不规则脉和震颤脉。但这种脉象不会持久，它很快又恢复正常，其持续时间非常之短，以至于其作用会很快消失。

8. 运动对脉象的影响

运动初始，只要运动量适中，脉象大而有力，这是由于禀赋热增加并且旺盛，脉象也轻快迅疾，运动会使血管的阻力大大增加。当继续运动并且运动量增加时，即使时间很短，脉象也会减弱；随着禀赋热的蒸发，脉象变得更小。脉象保持疾速和轻快的原因有二：一是血管阻抗进一步升高，二是心力逐渐下降直至出现不足。此后，脉率渐渐平稳减慢，随着心力减弱，脉搏愈加轻快。

然而，过分地延长运动时间会使脉象变弱，直至出现蚁走脉，并且脉象很轻快。如果运动量过大而到达极限时，会出现濒死状态，表现为蠕虫脉，脉象异常轻快，迟缓并且弱小。

9. 洗浴对脉象的影响

如果用热水洗浴，脉象会变强，血压升高。同时，洗浴会使心气发散，脉象变弱。热水像外界热能一样，暂时增加了身体的热能。然后，水性冷的本质会持续发生作用。只要外界热能存在，脉象就会变得轻快疾速；当它本来特性作用时，脉象就变得缓慢而迟滞。但热的内在特质能使能量散失甚至发生晕厥，脉象也会变得缓慢而迟滞。

如果用冷水沐浴，寒气侵入体内，脉象就会变得弱小、迟滞和缓慢。如果没有侵入，而使内热聚集，能量增加，则脉象容积增加，脉搏疾速而轻快。

若用温泉洗浴，水中含有干性物质，脉象会变得弦紧，容量减少。若非常温暖，则脉率增加；若出现心气耗散，则脉象会缓慢而迟滞。

10. 怀孕对脉象的影响

怀孕时血管的阻抗特别大，这是因为胎儿分享着母亲呼吸的结果，胎儿和母亲均有各自的血管阻抗，所以其呼吸量几乎翻倍，尽管孕妇心力没有增加，也没有减弱，但因为胎儿体重有所增加。所以血管阻抗增加支配着心力的合理输出，脉搏会因为血容量增加而变得疾速和轻快。

11. 疼痛对脉象的影响

疼痛是否能够改变脉搏的性质，是根据疼痛的强度、持续的时间、发生的位置、所影响者是否为身体重要的脏器来判断。

首先，疼痛会激惹起生命力，与之对抗并减弱它；同时，疼痛还会增加身体的内热，脉象的容量会增大，变得疾速而轻快，这是由于疼痛致使身体肌肉痉挛所致。如果疼痛程度减轻，脉象将逐步减少实满之象、范围变小、速率减慢，搏动变小而清脆，脉象变为蚁走脉和蠕虫脉；如果疼痛越来越重，脉象就会变得迟滞，甚至最终停止。

12. 炎症肿胀对脉象的影响

炎症肿胀引起脉象变化主要与肿胀的类型、所处的阶段、肿胀的大小、所发生的身体器官以及伴随的反应有关。

某些炎症肿胀伴随高热，是因为肿胀波及范围较大，或许重要脏器发生感染，由于机体高热，脉象随之改变。若肿胀不伴有发热，则肿胀部位自身的脉搏改变，由于疼痛的原因，身体其他部位的脉搏可能相继发生变化。

脉象与炎症肿胀的类型也有一定的关系，如果肿胀属于热性，会出现粗糙脉、震颤脉，脉搏疾速而轻快；然而，如果有湿性物质拮抗时，脉象会转为波动；若无湿性物质拮抗，则表现为粗糙、微微震颤，疾速而轻快，这时不仅能使硬脉发生变化，而且会使粗糙脉象变得更加坚定；如果肿块柔软，脉象表现为波动脉；如果肿块属于寒性，脉象将缓慢而迟滞；如果肿块坚硬，粗糙脉会更加粗糙；如果体内已经形成脓肿，粗糙脉会变得不粗糙，继而为波动脉所取代，这是因为化脓本身伴有湿润和柔软，肿块加重能使脉象变得不规则，脓成之后不再产热，所以脉象轻快程度减弱。

炎症所处的时期与脉象之间也存在着一定的关系，炎性肿块热性越强，脉象就越粗糙，肿块坚硬和压力增加，所引起的疼痛也会增大，表现为震颤脉。

炎症极期，脉象特征变得更加显著。脉象力度减弱，脉率及其轻快程度会增加。如果极期延长，脉率及其轻快程度会减少，而表现为蚁行脉。无论是身体的自然过程，还是治疗手段的介入，炎性肿胀程度减轻，肿胀所产生的压力降低，这会使脉搏在一定程度上变得有力；作用在人体的压力停止，疼痛也将停止，脉象不会再震颤。

炎症发生的部位与脉象之间也存在着一定的关系，当炎症发生在富含感觉神经的脏器或组织中，脉象会变硬，而且接近于粗糙脉；如果脏器内血管丰富，脉象的容积会发生改变；当炎症发生在湿润且柔软的脏器，如大脑和肺脏，脉象表现为波动脉。

炎症的继发效应也会影响脉象，如肺脏的炎性肿块会导致窒息，因此脉象表现为震颤；肝脏发生炎症，会发生萎缩，脉象的变化与消耗性疾病一样；肾脏发炎，产生痛性尿淋沥、尿潴留，脉象也会有相应的改变；在富含感觉神经的脏器中，如胃、横膈，会导致脉象痉挛。

13. 各种情绪状态对脉象的影响

愤怒会激惹心力，导致呼吸迅速扩张。因此，脉象会变大，而且洪大、疾速而清脆。同时，又感到恐惧并且两者交替，脉象表现为不规则。假如同时伴有羞愧之感，脉象也会变得不规则。

喜悦，这种情绪是由内而外逐渐发生的，其脉象不会变得疾速而轻松，其容量和阻抗彼此相当，所以脉搏缓慢而不频繁。

欣快，脉搏容量大而柔软，脉象缓慢而不频繁。

悲痛，伤心时内热被压制，或感到窒息，管腔近乎闭合，心气变得脆弱。因此脉象小而弱，缓慢而迟滞。

恐惧，如果突然感到恐惧，脉搏会变快，并且紊乱而不规则。如果恐惧的时间延长，或变为习惯性，或开始隐伏，脉象会随着恐惧的程度而发生变化。

14. 相互拮抗因素对脉象的影响

当相互拮抗的因素引起脉象变化时，它因为配属失调，而对脉象产生作用。

若心力受限，则会使脉象变得不规则。如果限制因素异常强大，脉象会变得紊乱而不规律。限制的程度会随着病理物质的量而发生改变，特别是在发生炎症肿块时表现得明显。

若心力涣散，则导致脉搏变得虚弱、轻快，可见于剧烈疼痛，情绪影响并导致的心力严重损失，剧烈或者长期的腹泻等。

第八章　痰诊

回医经典著作《回回药方》中有"白痰根源"之说，有"痰头疼""诸般风痰"等病名，也在诸多药物功效中提到"化痰"的作用，可见"痰"在回医学中占有十分重要的地位。通过对痰的颜色、痰量、气味、性状等观察，常可诊断某些疾病或证候。

痰色白，系白液质盛。痰量多而白滑，多为湿痰气质失调；痰多色黄，多为黄液质异常，黄水腐熟，若同时体温高，则预示肺内有浊臭；痰白而清稀或有灰黑点者，属寒痰；痰黄黏稠，坚而成块者，多属热痰；痰清稀而多泡沫者，属风痰；痰白滑而量多，易咯出者，属湿痰；痰量少，黏稠难出，多为燥痰；痰浊色绿，系质液被烧灼或为肺疾；痰如米粥，或吐脓血痰而腥臭，多见于肺脓肿；痰赤或有血丝，系红液质亢盛或呼吸道破裂；痰中带血，色鲜红者，为热伤肺络。

第九章　尿诊

尿液是人体的"清道夫"，通过尿液可以把机体的毒素排出体外，以保持机体内外平衡。人体的尿液，来自摄入的饮食，因而尿液的性质与饮食的种类，所含水量色素等关系密切。正常人的饮食性质如有改变，尤其食入较多色素，对尿液的性质就会有所影响。尿诊，即通过检查尿液来诊断疾病。尿诊在古代传统医学中，对于疾病的诊断有十分重要的地位。

回医学是集阿拉伯医药学与中国传统医药学为一体的民族医药学，在阿拉伯医学著作阿维森纳《医典》中，关于尿诊有着详尽的论述。同样，在中国传统医药学中也有独特的尿诊理论。回医学融合两者于一身，形成了回医学的尿诊诊法。

回医学的尿诊主要通过对小便的颜色、气、味和漂浮物、絮状物、沉淀物等进行观察，从而辨别疾病的寒热属性、病变部位、轻重，作为诊病的依据。

第一节　收集尿液的注意事项

1. 尿液必须在清晨收集。凡是前半夜的尿液，不能供检查用，因为机体消化到半夜才全部完成，所以子夜以后的尿液最能代表人体真实的健康状况。因此，供临床诊断用的尿液应该是清晨起床后第一次尿标本。

2. 受检患者应在排尿前禁食和禁水。

3. 患者在尿诊的前一天晚餐，不得食用酥油酪浆、饮茶、饮酒；避免食用易染色的食物，如番红花、肉桂（易使尿液呈淡黄色）、菠菜（易使尿液呈淡绿色）、咸鱼（易使尿液呈暗色）、使人兴奋的葡萄酒（能使尿液呈现与酒一样的颜色）。

4. 受检者不应服用能使体液（如胆汁或黏液）从尿液排出的药物。

5. 受检者不宜剧烈的运动或过度劳累，或过度精神紧张，因为在这些因素下，尿液的颜色会改变。要保持安静，清心寡欲，情绪稳定，而且睡眠充足。禁食、失眠、远途跋涉、行房事、愤怒、恐惧等，均能使尿液变为柠檬黄或淡红色；呕吐和泄泻也会改变尿的颜色和质地。同样，憋尿也能产生同样的效果。因此，在尿诊之前存尿不能多于6小时，否则尿液的成分会发生改变，颜色也变化了，沉淀物部分被溶解，尿液也变得浓稠。

6. 收集尿液的容器一定要清洁，以雪白的瓷碗最好，或者用透明清洁的玻璃器皿。

7. 收集好的尿液不能暴露在阳光、大风或严寒之中，除非其中沉淀物已经析出或各种特性已经稳定。

8. 检查尿液必须在光线充足的地点进行，但要避免光的直射，否则强光会干扰尿液的颜色，从而导致错误的判断。此外，尿液离眼睛越近就越难以判别，距离适中可便于清楚观察尿液。

第二节　尿液变化的原理

对尿中的漂浮物，根据它存在的部位分成三层。上层漂浮物，反映胸膈以上部位或心肺等内脏疾病；中层漂浮物，反映上腹部或肝、脾、胆囊、横膈膜等脏器的疾病；下层沉淀物，反映下腹部、盆腔内，或肾、膀胱、小肠、生殖器等部位的病证。

第三节 正常尿液

正常尿液为呈浅黄色的清澈液体，置于器皿里清澈见底。尿色深，但不应达到橙子皮之深黄。正常人的尿液无味或有轻度异味，若气味浓或有特殊气味，如水果味者，一般均提示属病态。正常尿液在收集后片刻，可有少量的气体逸出，不多不少，时间也不长，不会超过10分钟，泡沫很少，沉淀物也极少。

此外，年龄、性别不同，尿液也有所区别。婴儿期由于摄食与体内的湿性配属，其尿液与牛奶的性质相似，几乎是无色的；儿童期尿液的性质与青少年期相异，其密度更大，颗粒更粗糙，外观更混浊；青少年期尿液略带橙红色，而且质地均匀；壮年期尿色略白、质稀，当尿液中带有大量废弃物时，尿液的质地会变混浊；老年期尿色略白，质地清晰。男性的尿液经振荡后会变混浊，混浊物在表层漂浮，但偶尔也会弥散于尿中；女性的尿液与男性相比，密度更大，颜色更白，但欠透彻，经振荡后不会变混浊，仅在表面形成圆形的泡沫，即使变混浊，也较轻微。女性怀孕期尿液清亮，表层状如云雾，尿色为黄中带蓝，或与彩色相间，或在中间夹有"着色的棉丝"，偶尔也会有微粒在尿中浮沉；若带有明显的色彩，提示孕期开始，一旦变成红色，则已临近分娩。如果尿液经振荡后变混浊，则更支持这一诊断。分娩期尿色很暗，仿佛混合了烟垢。

第四节 异常尿液

尿液主要从量、气味、颜色、泡沫、质地、清洁度、漂浮物、浮皮、沉淀物等方面观察。

1. 尿量

一般来讲，少尿表明机体脏器活力减退。尿量少于体液的消耗量，可因腹泻或水肿导致的水液丢失所引起。多尿可见于溶解过程，或体内液体废物从尿液中排出。若要做到准确判断，须结合身体的功能状态，如疾病转归，尿量增多，趋于康复的可能性增大，若尿量持续减少，则疾病加重。

尿液量多、清长，伴形寒肢冷，多属寒证；尿液量少、短黄，尿时灼热疼痛，多属热证；若尿液时而量多，时而量少，时而点滴不畅，则表明机体与疾病发生激烈抗争；在急性病中，若出现多尿、多汗，而且疾病未见减轻，预示患者可能先出现潮热，继而惊厥；若出现尿少，或尿失禁点滴排出者，提示患有脑病，损伤了肌肉和神经。对于表象健康，但尿量减少且质地清稀，并持续出现，同时伴有肢体困重和腰痛，提示肾病水肿。

2. 尿的气味

健康人排泄的尿液并不总是一样的。若尿液的气味完全缺失，表明体内配属为寒性，体内"粗糙物质"过量生成，或急性病内热耗尽。

尿液气味轻微或无异味，属寒证；尿液气味发臭难闻者，属热证；尿液气味恶臭，且有体内腐败的指征，提示尿路有溃疡或疖疮；若症状和体征不显，但尿液气味持续异常恶臭，属热性气质失调，是由腐败作用所引起，或体内滞留有腐败物质未被排泄；尿液有食物气味，提示患有该食物之伤食证；尿液偏酸腐气味，表明体内黑液质过剩。

在急性病中，若排尿器官正常，但尿味恶臭，属不良现象，多预示重症、危症，是由内热耗尽、外寒充斥所导致；急性外感高热，若其尿味刺鼻，则表明寒性体液发生了腐败；若尿有令人作呕气味，系高热使体液损坏，出现大量废液。

尿液带有甜味，表明体内红液质过剩；若同时伴有气味恶臭，则为黄液质过剩；尿甜而散发苹果香味，为消渴。

3. 尿液颜色

正常尿液颜色为淡黄色，透明状，无沉淀混浊现象。饮水量、冷暖、体温的变化，以及食物、药物的作用，都会影响尿色。如喝水多时尿色较浅，尿量增多；喝水少而出汗多时，尿量变少，颜色转为深黄。此外，尿中含有 20 多种成分，它们与人体的新陈代谢息息相关，如果憋尿过久，尿中的磷酸盐、碳酸盐等会发生沉淀，此时尿也会变得浑浊，但不属病态。

每个人身体的健康状况，能够从尿液颜色的改变上反映出来，尿中如果出现不正常成分，可导致尿色改变，可提示某种疾病的可能。

观察尿色应在尿液刚排出后立即进行观察。回医学认为，尿液如沼泽之水，清而稀薄，为风病；尿黄如珊瑚汁，为胆病；乳白色为痰病；红色为血病；紫色如紫草汁，为"黄水病"；深黄如菜油色者，为瘟病；尿色或红或黄、质稠有臭味，为骚热或扩散伤热；尿色黑如墨汁或色泽混杂，有如虹霓，不易辨识，则为中毒。

一般情况下，尿液颜色的含义如下。

（1）黄尿：黄尿可分为麦秆黄、柠檬黄、橘黄、金黄或深黄、橙红色。其中，麦秆黄、柠檬黄属内热；金黄或深黄表明人体内胆汁质旺盛；橘黄、橙红色，则根据运动量、疼痛程度、禁食和禁水程度的不同而发生相应变化。尿液颜色由浅变深，从柠檬黄到深黄色，甚或尿色逐渐变深而成橙红色，不再是黄色，提示内热持续增加。若尿液变得澄清，预示体内的热开始减退。若尿黄呈麦秆黄，属热性中和；呈枸橼黄色，属热性微盛；黄而稠有絮状沉淀，属热盛；尿赤黄，属热盛；呈火焰色，预示病情凶险。

橘黄或深黄的尿液在急性疾病中常常被描述为"燃烧"的结果，此时如果尿液并不完全澄清，则提示尿液有不同程度的分解。

（2）红尿：红尿可分为玫瑰红、暗红色、紫红色、暗晦红色。红尿提示体内以红液质为主导。

在急性出血性病证中，当未发现身体内有任何血管破裂的情况下，若尿液伴有淡红的血色，系重症瘀血证；当尿中持续见红，并伴有异味，系身体状况不良的体征，提示体内充血的部位正在向外渗血；如果尿液越来越稀，并伴有恶臭，提示预后不佳；尿呈红色而稀，为疾病晚期之象；尿赤而无沉淀，预示干性、热性气质失调。尿呈红色而有白色沉淀，提示身体健康；红色沉淀，预示后果良好；红有黄沫或有云状黄色沉淀，提示预后险恶。

在某些疾病中，血尿混合预示疾病向愈，如在复杂的热性疾病中，提示热病极期即将到来，而后身体便会好转康复。若尿液突然变得澄清（恰如正常的尿液颜色一般），往往预示疾病复发或将加重。

在"寒性"疾病中，若出现红色尿液，则提示由于黄液质发散而引起的剧痛；或提示胆管内储存的黏液过多，引起自身的堵塞；或肝脏虚弱，红液质析出水液，尿色如洗肉水样。若肾脏病出现红尿，则表明肾脏出现了"热性"炎症反应，若同时伴有头部剧痛，则是神昏的先兆。在急性病中，出现持续性红尿，不伴有沉淀，是不好的征兆，表明肾脏出现炎性水肿；若尿液持续混浊，则提示肝脏有炎性肿块，这是由内热不足所导致。

（3）绿尿：绿尿可分为淡绿色、暗绿色、铜绿色、彩虹绿、翠绿色、韭绿色。

淡绿色尿见于大量服用消炎药后，暗绿色尿可见于霍乱、斑疹伤寒、高钙血症、维生素 D 中毒者；绿色尿多与服药有关，如服用利尿剂氨苯蝶啶、注射亚甲蓝针剂或服用亚甲蓝、水杨酸之后均可出现，停药即可消失；若非药物所致的绿色尿，可见于黑液质和白液质异常疾病，如麻风病。小儿尿绿，预示生命垂危。

（4）黑尿：黑尿可分为浅黑、深棕黑色、浅墨绿色，由橘黄变浅黑，尿色接近黑色，表明黄液质变得黏稠，发生了氧化，衍生成黑液质；深棕黑色，表明由红液质衍生成为黑液质；浅墨绿色，表明由纯正的黑液质所致。

黑色尿可见于恶性疟疾患者。若因服用药物引起的黑尿，停药后即会消失。如果尿液清亮且色黑，伴沉淀弥漫者，提示有头痛、失眠、耳聋、神昏、谵语等症。若尿液点滴而出，尿沉淀生成缓慢，尿有刺激性气味，则为热证，若同时伴有失眠、耳聋、神昏和头痛，则是鼻衄的先兆。黑尿也提示肾结石。在发热过程中，尿色突然由红变黑，预示病情加重。

一般而言，浅黑色或黑色尿表明黄液质过度氧化，寒凉过度，内热耗尽，疾病极期，黑液质所析出的废弃物排泄。因过度氧化所致者，尿色显示黄色或红色，再变成浅黑色，并伴有尿灼热感；尿沉淀是离散的，不均质，间断性出现，颜色不深，可为橘黄、柠檬黄或棕黑色；若生成柠檬黄色尿沉淀，则为黄疸病；因寒凉过度而致者，尿色先为绿色或青灰色，再变黑，尿沉淀少，其外表干燥，颜色接近纯黑色。黑尿，且尿味异常刺鼻，表明体内配属为热性；若尿味全无或略带气味，则表明体内配属为寒性。因为只有内热克服了寒性，尿液才会散发出气味。因内热耗尽而致者，可伴有身体活力发生溃散的症状。疾病极期出现黑尿，可预示疾病转归，三日疟痊愈，脾病消除，与黑液质相关的发热趋于痊愈，持续性发热痊愈，背部与子宫疼痛消除，闭经和痔疮瘀血在施加人为干预后向愈。对于闭经的女性，因为宫腔中代谢产物不能正常排出，在尿中则表现为先排出水样物，当其代谢产物最终排出体外时，尿量也会随即增多。

黑尿的出现有助于判断疾病的预后。在疾病关键阶段，假如尿色变黑，属不良征兆，对于急性病尤其如此。如同时伴有尿少，则提示疾病加重，主要因体液被氧化过程所消耗。尿沉淀质地越粗糙，说明体内越容易发生腐败；越精细，则发生腐败的可能性就越小。老年人若出现黑尿，提示机体组织大量死亡。围产期孕妇若出现黑尿，则为抽搐先兆。

（5）白尿：单纯白尿可见于过量食用新鲜水果、蔬菜和高脂肪食物或劳累。病理情况下，白尿为黏液性的，提示黏液或原始体液过量；呈蜡白色，提示脂肪组织发生了液化；霉白色，提示体内生成了大量原始的、未成熟的排出物。颜色如精液，且骤然生成，提示黏液引发的炎症出现急性变化，或发生与透明黏液相关的疾病；若非骤然生成，也未出现炎症，则为精液排泄或中风、瘫痪的先兆。白尿贯穿发热的始终，则提示发热将迅速演变成为三日疟；尿呈铅白色，无沉淀，为凶象；尿呈奶白色，见于急性病中，预后不良。

此外，尿白而无沉淀，为黄液质异常，脑络受热或黄水滑入肠内，发生炎症或溃疡；尿呈黏性糊样白色，为麻痹前兆。若厚沫浮于尿上，预示病情险恶。黄疸病初发时，尿色多为白色，随着病情进展，尿色逐渐变暗，尿味变得有刺激性。若体内黄液质过剩，出现热性配属失调，则尿色为白色。若尿液透亮，密度也大，而且生成了大量原始的尿沉淀，则提示体内寒性配属及黏液过剩，使尿色变白。若尿液不澄清，也不透亮，尿沉淀生成量不多，色白带褐，则表明与黄液质相合。急性病若出现白尿，身体也有趋向于康复的征象，且未出现躁狂等症，表明黄液质已经通过其他通道排出体外，如经肠道排泄。

（6）复合色尿：洗肉水样尿液，意味着红液质过剩或某种配属出现偏颇，引起了肝脏虚弱，从而导致消化功能减退和身体活力耗散。若身体活力充沛，则表现为红液质充盈，甚至于过剩，而使得内分泌功能失调。

油脂、油腻的尿液，提示身体脂肪被分解。尿液外观如柠檬黄，如槲寄生绿色，被称之为"油脂"。因为它胶黏、透亮、带有脂肪的光泽，即使略显暗淡，仍呈现独有的光泽或色泽。

油尿有三种类型：尿质油腻、均匀，这种只是色泽上油腻，可见于肺结核、潮热及消耗性疾病，尤其是疾病初期；尿液下层油腻，这种只是成分上油腻；尿液上层油腻，此种是色泽和成分均油腻，可见于肾脏病、肺结核的极期和后期。大多数情况下，油尿既非佳兆，也非恶兆；既不是消化腐熟的体现，也不是疾病趋于好转的指征。极少数情况下，油尿提示油脂物质急性排泄。若这种尿液排出量少，且气味恶臭，则预后多凶。若混有诸如洗肉水样杂质，提示病情严重，可见于水肿病、肺结核和肠梗阻等。若黑尿变为油尿，系佳兆。但是，若为深色的油尿，则预示着虚脱或死亡。

紫黑色尿，表明黄液质和黑液质发生了氧化，提示预后不良。

红黑色，可见于混合性发热、体液过剩引起的发热性疾病。若变得澄清，有黑色物质从表面沉降下来，则表明肺脏出现炎性肿块。

4. 尿中泡沫

尿液被收集到贮尿器皿之中，当湿性与气体融会在一起时，便形成了泡沫。

对于尿中泡沫需注意以下几点：首先是颜色，如黄疸病中，尿液中气泡为黑色或红色。其次是气泡的大小，大气泡，提示尿液具有黏性。再次是气泡的数量，若难以计数，则提示尿液具有黏性和大量的气体。最后是气泡破裂的速度，若速度缓慢，则提示尿液中具有黏性和原始黏液。在肾病中，产生黏液表明配属偏于寒性，体液出现了腐败。若取样的尿液持续见小气泡，提示疾病缠绵难愈；尿液中泛起众多气泡，可见于堵塞性疾病；泡沫状如唾液，且为细小小泡，久久不易消散，多为痰湿病证；尿中出沫且黏，提示内有瘀滞；沫黄褐色，为黄疸病；沫乳白，提示肺部疾病；呈大泡沫，提示有精神类病证。

5. 尿液质地

尿液质地有稀薄与稠厚之分。

尿液稀薄见于消化不良，血道瘀滞，黑液质气质转化为干性禀质，机体热能减弱，体液不得腐熟、消耗水液，机能衰弱，水液未经改造原样排泄所致。

尿液稠厚可见于麻痹性疾病。尿稠伴胃痛、身痒，系黄疸初起；尿量多而黄色，属热盛；伴热病尿少，提示病程绵长；尿呈点滴状或失禁，提示脑血管疾病。

6. 尿液清洁度

尿液清洁度可分澄清与混浊。

无论身体处于何种状态，持续澄清的尿液表明，因腐熟不完全所致的消化不良，静脉充血，肾脏功能减退，摄入的液体过量，体内配属过于偏寒或过于干燥。这种情况若见于急性病中，则表明消化功能减退，不能彻底消化食物，也提示其他与代谢有关的功能显著减退，不能对水液正常代谢，只是从体内流出。成年后出现澄清尿液，要比青春期出现好。在青春期，体内配属偏于湿性，身体对湿性物的吸收更容易，而且湿性是成长阶段所必需的条件，故尿液通常较混浊。因此，若青春期出现急性发热，尿液变澄清，属异常；若症状持续，则是不良征兆；若尿液仍不变混浊，且身体缺乏活力，则提示肝脏有形成脓肿的可能性；若尿液持续澄清，不发生任何改变，除非患者身体强健，一旦出现疼痛，则表明痛处形成了炎性肿块。痛处常常位于腰部，此为脓肿的好发部位。此时，若出现全身疼痛和困重感，不是局部疼痛，则提示小脓疱已蔓延全身。在疾病骤变时，若反常地出现澄清尿液，则提示疾病有复发的可能。

混浊尿液的出现，表明体液生成过量，机体消化功能明显减退，同时，也表明身体生命力减退，其配属偏寒性。浊尿中同时存在微土、气体和水湿，倘若三者结合，便形成混浊的尿液；如果三者分离，尿液会变澄清。若尿液非常混浊，表明没经过消化腐熟作用，有时也表明"原始的"体液趋于成熟，与体液相关的发热病极期，或脓肿切开术后，均可出现。在急性病中，混浊尿液的出现多是恶兆，但有时比尿液持续澄清情况要好，它的出现，表明消化正常进行，因为消化过程本身会增加尿液的混浊度，同时也显示出机体具有排泄废物的能力。若体液过剩、发生滞留，分离物输送障碍也会出现浊尿，此时属不良现象。在发热性疾病中，一旦出现浊尿，而且能迅速大量排泄，则疾病的严重程度降低；若排泄缓慢，则表明黏液性体液生成过量，机体活力减退。若浊尿的浓度适中，同时伴有身体整体状况改善，则疾病严重程度减轻。对于急性病，若尿液开始澄清，然后变得混浊，并且身体状况无任何改善，则表明组织出现溶解。对于表象健康，但持续性浊尿者，则预示发热伴有头痛、神昏；而排泄过度，脓肿切开术后，或尿路出现溃疡、糜烂，也会出现浊尿。若混浊尿液中混有沙粒，则提示有结石病；混有脓液、析出鳞状尿沉淀，且气味难闻，提示脓肿破溃；若尿液密度大，且伴有炎症肿块，或出现膀胱、肾脏、肝脏或胸部脓疡所对应的临床症状，表明脓肿将破溃；若先排出洗肉水样尿液，则意味着肝脏渗出了不健康的红液质。假如先前出现短气、干咳、胸部刺痛，则表明胸部脓肿已经破溃；若脓液已经成熟，则多顺。尿液混浊形如劣质酒，多在妊娠期孕妇或患有顽固"热性"炎症肿块的患者中出现；尿液极度混浊，形如牲畜尿液，表明体液将被热力蒸腾，这种尿液的出现，是出现头痛或头部黏性炎症的先兆，如果这种尿液持续出现，则可能出现昏睡。若尿液呈现数层，层次越多，则机体本能的作用越强，毛孔的开放也越多；若尿液的下层呈现粉状或云雾状，表明疾病病势缠绵难愈；若该尿液持续出现，并贯穿疾病的始终，则多凶或预示"原始"黏液的生成。

对于不喜欢运动以及长期生活方式不健康者，浓稠的液体汇聚于尿液中被排出是有益的，能洁净身体，改善由于缺乏运动而导致的组织疏松。在肝脏及其附属器官中，可能存在堵塞，当堵塞被疏通后，众多物质随尿液排出。因此，尿液会变得黏稠，但这些物质不是"脓液"。只有在脓肿溃破后，尿中才会出现脓液，这种尿液不但密度大，而且颜色发暗。若同时伴有身体左侧疼痛，则提示脓肿位于脾脏；若疼痛位于上腹部，则提示脓肿位于胃。肝脏及排尿器官是脓肿的好发部位。

尿液的澄清与混浊，并不能表明消化腐熟过程是否完全。在消化过程中，浓稠食物会变得清稀、澄清，尿液则从澄清变混浊。尿液密度大者，时而清澈透亮，时而混浊色暗，但两者存在显著的差异。若将前者进行摇荡，颗粒难以被分散，它只能形成较大的颗粒，而且这些颗粒流动缓慢；若出现泡沫，是由众多水泡构成，且长时间不能互相融合所致。这种尿液的出现，表明黏液或黄液质适度消化，或透明黏液的排出，后者常见于癫痫患者的尿液中。

对着色均匀的澄清尿液，消化过程并不能将其着色，尿液呈现黄色主要是因为混合了黄液质。究其原因，由于在带色的混合物生成之前，消化过程只会对尿液的成分产生影响。因此，随着消化进程，尿中的"成分"先发生变化，随后才是"颜色"。因此，在急性病中，若澄清的尿液呈现黄色，且疾病没有任何缓解的迹象，则为不良现象，表明消化功能障碍。

对于尿液澄清者，若尿色红黄交替出现，表明存在由疲劳导致的炎性病变；若尿中可见鳞状物，但膀胱功能正常者，则表明尿液已经发生氧化。在急性病中，若尿液密度较大，表明体内存在体液配属偏颇，并且发生了组织溶解的变化。若溶解过程贯穿疾病的始终，则尿液变得越来越混浊。

尿液刚排出时澄清，放置后变混浊。这表明腐熟过程难以进行，食物成分不能被机体功能所转换，也提示身体组织会发生溶解现象。尿液排出时混浊，放置后变澄清，是由于尿中的粗糙颗粒被沉淀析出，这表明机体消化功能正常，能将食物消化腐熟。尿液排出时清稀，且性状保持不变，表明消化过程完全终止。

在疾病预后判断方面，下列情况为佳兆：尿液混浊，排泄通畅，尿沉淀易于沉降，可见于中风病；尿液排出时混浊，随后变澄清，尿量增多，或尿液先混浊、密度大，或密度大而尿量少，随后为大量澄清的尿液，或尿液混浊，开始排泄缓，之后突然尿量增多且排泄通畅，对于急性发热或因体液过盛而失衡出现的急性病，此种尿液的出现，表明身体开始康复。在脾病和发热性疾病的关键阶段，出现浊尿，若尿色正常，但非常混浊，表明废弃物质大量排出，而且排泄通畅，表明体液生成过量，活力减退，继续发展，则尿量减少，且难以排出。

7. 尿中漂浮物

正常尿液中不存在漂浮物，如出现漂浮物，可根据其形状、颜色、所处部位来判定为何种疾病。风病，其状如山羊毛，散布在尿液之中，如用小棍挑之，并不能挑出任何东西来；胆病，状如棉花团，中心部稠密而周围较稀散，盖满整个容器底；痰病，状如马毛，但界限不清；肺热病，状如白云飘逸，其中杂有聚集之青黑色物；肾病，如细砂粒；脓证，漂浮物亦状如脓液。上层漂浮物，表明病证在胸腹以上，即心肺的病证；中层漂浮物，表明病证在上腹部；下层漂浮物，表明病证在下腹及盆腔部位。

8. 尿液浮皮

尿液冷却后，表面有一层薄蜡膜，称浮皮。浮皮薄者为寒病，厚者为热病；静止的尿液，浮皮无故分裂成片状则是痞瘤病之证。有一种比较厚的浮皮，一般是灰白色，用小棍子挑出，放在指甲上，浮皮不破，放在火上烧烤，味如炙肉烧焦，属食用过多的肉食油脂，为正常浮皮，不需治疗。

9. 尿中沉淀物

尿中沉淀具有众多的特性，包括其组成、生成量、性质、成分、定位、沉淀速度等。

（1）生理性沉淀物：常是白色、质均、呈圆形、质轻、精细，形如玫瑰香水中形成的沉淀物一样。

（2）异常的尿沉淀物有：

扁状沉淀，多见于膀胱溃疡；麦麸样沉淀，多见膀胱内有水泡病变，有臭味则提示已化脓；豆粉样沉淀，多见肝肾损伤；血状沉淀，多见肝脏衰竭；麦团状沉淀，多见胃肠功能衰弱；灰状沉淀，多系白液质异常所致。

薄片状或鳞状沉淀物，主要由大块红色或白色颗粒组成，通常来自于排尿器官。若为白色，则来源于膀胱（发生溃疡或糜烂）；若为红色或肉色，则来源于肾脏。若为棕色或黑色，或状如鱼鳞，则预后极差，表明黏液类物质的排出。

肉样沉淀物，多来自肾脏。若肌肉组织正常或体内没有病变，则不会出现这种沉淀物。

脂质沉淀物，多见机体网状脂肪消融，主因爆发性黄液质侵蚀所致，表明体内存在溶解过程。若外观呈"金色液体"则预后更差。若在尿中见石榴籽状的白色微粒，多来源于肾脏脂肪组织，表明身体存在脓性溃疡，特别是位于尿道内。

黏液样沉淀，表明体内异常体液生成过多，从尿道排泄，或坐骨神经痛、关节痛。一般黏性沉淀，提示为质液异常，沉淀已腐熟，气质属凉性；若沉淀较为浊稠，多见心脏脓肿或膀胱脓肿。

脓液状沉淀，气味恶臭，颗粒易聚易散，且极易溶于水，并能从水中立刻析出，多见于泌尿系感染。

发丝状沉淀，多见于肾脏疾患，体液从肾脏向膀胱输送的过程中受到内热的作用，发生凝结而成。

泡沫状沉淀，形如水中酵母泛起的泡沫，表明胃肠功能障碍，消化过程出现腐败。

沙砾样沉淀，无论出现在疾病的初期、成熟期或痊愈阶段，均表明结石的生成，多见于肾、膀胱结石。沉淀若为红色，则来自肾脏；若为白色，则来自膀胱。在发热性疾病中，若出现尿砂，且颗粒粗大，形如磨碎的谷粒，为不良预兆。

水蛭样沉淀，与水蛭的外观和颜色相像。若沉淀完全融于尿中，则表明肝脏虚弱；若沉淀没有与尿液完全融合，则表明尿路有损伤，因而破坏了沉淀的连贯性；若沉淀呈离散状，则表明膀胱或阴茎的功能受损；若尿中沉淀形如红水蛭，同时伴有脾病，表明脾脏存在毁坏性病变。

此外，孕妇至四五月后，尿色赤，摇动而沉淀下落，预示胎儿健康。若尿液混浊沉淀多，但不下落，则预示胎儿不健康。

（3）生成量：尿中沉淀的生成量多少取决于其诱因影响的大小。若这些因素影响大，则生成大量的尿沉淀物；反之，则少量生成。一般而言，生活不规律者，其发生率多于生活规律者，习惯久坐者多于活跃者，女性多于男性，儿童多于成人。

（4）颜色：黑色尿沉淀，提示预后不良。若尿液的上清液非黑色，则情况较好；若尿色先深红，继后变黑，则为凶兆；红色尿沉淀，表明红液质过剩，在禁食者，或消化不良者均可出现。若长期持续出现，则表明肝脏有炎症。若红色沉淀悬浮于尿中，为红液质过盛和新生的质液减少，预示炎症化脓；黄色尿沉淀，表明黄液质导致体内热力充斥，也提示体内可能存在隐患；白色尿沉淀，当为黏液样、脓液样或泡沫状时，表明尿液不是纯粹的排泄物，可能夹杂体内瘤变体液；肉色尿沉淀，多见肝肾损伤中后期；灰色尿沉淀，为黏液或脓液长期滞留体内，经氧化后，颜色发生改变，颗粒分散所致；褐色尿沉淀，预示病情恶化，褐色沉淀浮于上提示为黑液质疾病。另外，沉淀色赤属热，色蓝属凉；呈橄榄色为痨病之征象。

（5）成分：若为轻柔、均质的尿沉淀，则对身体有利；若为粗劣的，则预示不良。尿中有离散型颗粒，表明胃肠胀气和消化功能受损。

（6）定位：优质的尿沉淀应如云雾或薄翳般浮动，或漂浮于表面，或悬浮于中层。若起皱或呈毛刷状，同时易于沉降，则质地更优；若一直沉降至底层，则表明其需要进一步消化腐熟。

若不是优质沉淀，但质轻且浮至表层，或者急性发热时呈黑色，提示沉淀的质量尚可。当体液是黏液或黄液质时，沉淀呈云雾状，其质量优于沉于底层者。若呈云雾状，除非靠气体的偶然升托，否则表明沉淀的性质稀薄。

若沉淀悬浮于尿液中层，则质量尚可。它需借助热力或气体的作用，才能得以上升或漂浮。

若沉淀如薄翳般悬浮，其出现贯穿疾病的始终，表明随着化脓出现，疾病会发生骤变。

介于云雾状与铀矿石样之间的尿沉淀，如蜘蛛网般悬浮或浮动于尿液中层，这是不良征象。

（7）沉降速度：若尿沉淀快速沉降，属吉象，表明体液腐熟过程正常。若其沉降速度缓慢，则为凶象，表明体液缺乏腐熟或腐熟不全。

第五节　尿诊的临床意义

通过尿诊，判断疾病的寒热属性，有一定的规律可循。但病象错综复杂，还应特别注意与一些病理性尿液做进一步鉴别诊断，以防误诊。如尿色为红色者，应鉴别其为何脏器病变或属何种热证；如色红而有时兼混浊，且尿中漂浮物位于尿液下部，则提示为肾脏病证；如尿色红而兼绿，且尿液清澈透明，漂浮物停于中部，提示为脾脏病变；如果尿色偏黑红或为淡红色，而漂浮物均匀分布，此为肝脏疾病之征象。还需注意，如尿色虽为红色之热证，但却未见泡沫，则为热邪内陷；青色或白色而无泡沫者，为久寒之证。

第十章　大便诊

回医学十分重视通过对大便的观察以诊断疾病。由于粪便是食物经口腔进入人体并经胃、肠等器官，而后从肛门排出体外的食物残渣。因此，可反映各器官的功能活动，特别是消化道各个脏器的功能状况，是体现人体健康的重要指标。

第一节　正常粪便

正常粪便有以下特征：

1. 连续的。

2. 始终质地均匀，水分与固体物质紧密混合在一起。

3. 柔软而呈蜂蜜样。

4. 容易排出。

5. 偏于黄色（假如其颜色与所进食物相似则表示消化不良）。

6. 有一定气味，但不是恶性的刺激味。

7. 质地既不坚硬，也不稀薄。

8. 排泄时应该无声，既没有汩汩声，也没有肠胃胀气，也没有吱吱嘎嘎的声音。

9. 习惯性地定时排便。

10. 数量与食物的消耗量基本相当。

第二节　粪便特征

临床上观察大便需要记录排泄物的量、黏稠度、颜色、外形、气味、食物通过肠道所需要的时间等。

1. 数量

排泄物的量往往多于摄取的食物量，其原因在于身体内的体液丰富；假如体液不足，或者食物滞留在肠道内，肠道的排出量则减少。其原因还可能是由于肠道的排出动力不足。

大便量少，多为食用富含营养而少纤维的食物或胆道阻塞，使肠内黄液质不足；胃肠机能减退，使饮食腐物滞留结肠、回肠；大便量多，多为消化机能不良，吸收差。

2. 黏稠度

湿性排泄物，提示消化不良或者某些食物所致。如果粪便又湿又黏，并伴有恶臭，意味腐败和黏滞的体液超量，预示食物中有黏滞和过度热性的成分存在，并伴有消化功能障碍。泡沫样粪便，表明消化道有导致胃肠胀气的混合物，或由于大量的内容物熏蒸所致。干燥大便，主要由过度劳累，禀赋热的散发，多尿症，食用火热性、干性食物，长时间粪便停留在肠内引起。

3. 颜色

正常大便棕黄略偏红，这是由于干而微热的性质存在。便色深，预示黄液质亢盛。如果颜色比较明显，则提体内胆汁过盛。若颜色不明显，说明食物腐熟并不完全。

白色粪便，多见于胆管阻塞，可伴有黄疸。

红色粪便，在疾病的极期，表明体液成熟，预示出现了衰败的禀性。

深色便或黑便，主由黑液质造成的体液成熟疾病，食物颜色熏染，以及能够使黑液质排泄的药物。黑液质以大便，或呕吐方式排出体外，属凶兆。纯的黑液质通过肛门排出体外往往是濒死的征兆。然而排出黑色的食糜是有益的，表明机体组织氧化过程存在并且旺盛，而体内的湿性物质被消耗殆尽。

黑色或柏油样便，多因直肠溃疡或痔疮、肛裂所致，如胃及直肠、结肠出血。此外，还提示体内出现禀赋热消失，或内部器官严重衰竭，属凶兆。

绿色便，提示机体禀赋热消失。这是由铜绿样胆汁所致。

五色便（杂色便），主凶兆。

油性粪便，当人体的脂肪被分解时可出现。

黏性粪便，组织包括脂肪组织被液化，主凶兆。

化脓性粪便，脓液来自于肝脏、胃或肠道，提示存在炎症。

极黄的粪便，发生在疾病的初始阶段，是由于黄液质所致，对于清除体内不良物质是有益的。

大便黏如脓汁，色白者，为寒性痢疾，色赤为热性痢疾，为血分受损，赤白脓血便，多为气血两伤；便稀溏如糜，色黄而黏臭，多为热泻之证。

4. 形状

如果粪便体积大，如奶油样，多因胃肠胀气或者多气所致；便稀，多由肝功能减退，肠系膜血道瘀滞所致；大便稀薄，或水泄，或完谷不化者，多为寒泻、肝泻。

5. 气味

正常粪便有一定臭味。肉食者味重，素食者味轻。大便奇臭，多为体内有大量腐败物和微生物；大便酸臭，多为气质禀性趋于凉性。

6. 经过肠道所占用的时间

粪便排出过快是不良的体征，表明胆道中胆汁过剩，而且胃肠消化功能减退；粪便在人体肠道排泄时间推迟，提示消化机能减退、肠道受寒、过湿、睡眠过量、胃肠胀气等。

下　篇
辨　证

证，是指在疾病发展过程中，某一阶段所出现的病机概括。所谓辨证，就是在通过各种诊法收集辨证素材的基础上，对所得资料进行分析与综合，以判别疾病，探求病因，确定病性，预测疾病发展趋势的一种诊断方法，为临床治疗提供依据。

病，是指机体在一定条件下，由病因与机体相互作用而产生的损伤与抗损伤做斗争的过程。机体生理有禀性、体液、气质及形态的改变，故临床会出现许多不同的症状与体征。古代对疾病的认识是逐渐形成的过程，有的认识与当代相近，如疟疾早在两千年前就认为是一个独立的疾病，而有些认识则不确切，把目前认为的一类证候认定为病。现代对人类的常见疾病基本都有正确而充分的认识，尤其体现在传染病和遗传性疾病，对发病原因的认识也已到了分子水平。尽管如此，在回医学中辨证仍是至关重要的诊断方式。因为疾病有不同的阶段，不同阶段疾病的特点、人体的反应不同，表现为不同的证，治疗的方法亦有差异，一方一法包治一病，不是辨证。其次，最重要的一点，古人叫异法方宜，即由于各人禀赋不同、强弱不一，居处环境、饮食结构、社会环境、地理环境、年龄、性别、经受治疗等方方面面不同，同一种疾病，表现千差万别，再合理的治疗方法都难以适应这些差异，落实到具体患者身上，也不是最佳治疗方法。因而，辨证就是针对每个具体的病，抓住证给予论治，提供最适合的治疗方法。大量的临床资料表明，辨证施治，是一种更合理的治疗方法，可以提高疗效，有利于缩短病程，减轻患者病痛以及提高生活质量。

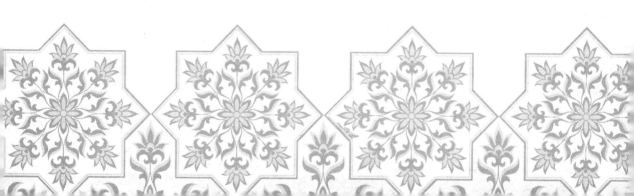

回医学的"三维辨证"思想，基于人身（小世界）与宇宙（大世界）同源、同构、同步运动，和谐统一的动态观。从万有存在均具长、宽、高三维共性出发，运用哲学思想考察和逻辑论证，为诊断、识病、治疗提供一种全新思维模式。"三维辨证"是证、因、质诊治的综合，是理、法、方、药、术的统一，是理论与实践相结合的体现。

　　纵观《回回药方》残卷中所列病证及证候可以看出，多数直接以脏器经脉合并命名。虽然没有"辨证论治"的内容，却有相当于中医"辨证分型"的内容，如将黄症（黄疸）分为七型诊治；卷二十二"泻痢门"以病因（风、黄水、成痰、黑血）、脏器（脑）、经脉（肝经、胆经、胃经、肠经）以及病因与证候、禀性相结合的"三维"辨证模式对泻痢进行辨证施治，表明它具有自己独特的辨证体系。

　　回医学对于禀性、证候、疾病关系的理解，将疾病看作是一张画面上的特异性全景图像，而禀性则是这幅画面的"底色"，患病之前就存在。换句话说，即禀性是"背景"，证候是"前景"。"背景"与"前景"所构成的特异性图像就是疾病。也就是说，疾病是在禀性因素这个"背景"的基础上，受到致病因素的干扰、破坏后，绘制出"时空花样"，即证候，这就是所谓的"全景医学"。

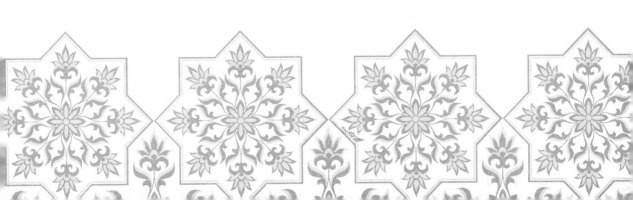

第十一章　禀性辨证

禀性是特定的身体素质，在某些病因干扰刺激过程中，所表现出某些较为特异的病理反应状态和类型。在辨证中，主要针对"冷、热、干、湿"四禀性相应的表现以及禀性衰败、病理根源进行辨证。

第一节　禀性的生理病理

回医学认为，从"无形"的元气到万物形色的生成，从"有形"的种子资质到生命过程的演化，反映了"大世界"（宇宙）从"无形"到"有形"，小世界（人身）从"有形"到"无形"的见解。这种从"无"到"有"，从"有"到"无"生生不息的自然生化过程，均是由"无形"与"有形"微不足道的资质（"性""智"）所决定的。"智"的基本特征是：思想、意志、信念、情感、智能和知识。"性"有真性与禀性，真性是人的本性，四气与真性相融合，称为禀性。

人体冷、热、干、湿"四性"，又称"四素"，在正常生理情况下，称为"四禀性"，它不但决定机体的反应性，也是某些疾病的致病因素。"四性"与"四液"协同，调控人体的温度和湿度，抵御内外环境的各种干扰和刺激，有助于保持机体的正常代谢。"四性"与"四液"发生异常或致病因素刺激持久，"四素"冲动增强，寒热或干湿调节失衡，得不到自身良好的代偿，就会破坏机体的适应性，发生病理变化而患病。

冷、热、干、湿四种基本属性对机体的自然本能起辅助作用。

冷性可以直接或者间接地促进机体所有功能的作用，除非它与这些功能作用相反，所有的生理功能的发挥都须凭借运动功能，这一点从吸收和排泄甚至转化过程中均能体现。冷性能分开清浊，并聚合、浓缩和解离食物中的营养微粒。冷性能够促进排泄功能的发挥，防止蠕动的气体散失，保持营养微粒粗糙成型，对横纹肌纤维有收敛作用，间接地将纤维固定在功能位，简单地将相应的器官与状态固定，以便这些器官的功能持续发挥。以这些方式，冷性将相应的器官保持在最佳状态。此外，冷性会带来衰弱、麻木、抑制和阻碍的作用。

热性是所有辅助功能的根本因素，其中转化力最需要热性的作用。

干性能直接作用于转化力和容纳力，间接作用于吸引力和排泄力，呼吸运动在强烈的影响下，若要具备相应的功能，便需要干性使之逐渐缓和，并组织呼吸中滋润物或者辅助物质散失。干性具有帮助收缩的作用，故能增加容纳力。

湿性主要作用于人体的转化力，转化力具有喜润恶燥的特点，需要借助湿性，使营养物质转化为流体，因而能渗入空隙，并有利于塑造彼此间相互传输的通道。

第二节　禀性衰败

回医学在辨证论治中，特别注重人的禀性，常将禀性衰败与病因病机密切联系在一起。既要根据禀性与四性体液的相互联系，分析整体机能变化；又要通过识病认性，辨别禀性衰败所致之病理根源及其症候表现，以便制定相应的治则。在施治过程中，不断调整整体功能和禀性体液活动，使其趋于平衡，恢复健康。可见禀性衰败是回医学病机理论的核心，运用这一理论，能较全面地概括疾病发生的原因和条件，能够从整体观念上阐明疾病过程中人体的病理变化，能为认证识性提供诊断依据，在辨证施治的过程中，有执简驭繁、提纲挈领的作用。

所谓禀性衰败，是机体为响应内外环境干扰与刺激，改变禀性气质体液功能应变能力的一种态势。在脑神经体液的统一调控下，使身心生命活动维持弱的稳态功能。禀性衰败是对疾病过程中形质性应变所处功能态势的概括，也反映出致病因素与禀性体液应变能力两个方面所处的状态和进一步变化的趋势。禀性衰败突出了身心在受到病因干扰刺激后，产生的生理病理变化以及抗病反应时的特定机能状态。

一、禀性衰败的原因

回医学认为，人类生长于天地间，日月九天运动，七洲分地之变迁，必然对生命活动有着较大的影响。地气之寒热温凉，则为四际分空的照映，不可不察。空中自地至天有四际：近于地者为"温际"，上于温者为"湿际"，再上者为"冷际"，近天者为"热际"。四际分空又由气、火、水、土"四元"聚结而成。温际属土，其气和平；湿际属水，其气稍冷；冷际属风，其气肃冽；热际属火，其气炎热。四际之气皆为人与万物所仰藉，并使之因时而各得其所。

禀性衰败，究其因缘，"乃性命之发用""禀性者出于身体，本于四大"。四大者，乃火、气、土、水之性，所得后天。人的形体源于有清、有浊的父母之性，染于火、气、土、水之侵构，又围于万变不同之时光和阴阳之气，染于万变不同之习俗，浊而有朽。皆因源头有异，禀性有亏，故而"衰败"。

二、禀性衰败与四气四性的关系

禀性衰败与四气（火、气、土、水）相互关联，为禀性衰败定质；与四性（冷、热、干、湿）关系密切，为禀性衰败定性。在《回回药方》中常论及禀性衰败，"肝经禀性有干，有干者身瘦，作渴，意思如痨。禀性湿者，不作渴，身不瘦，却脏腑不住，干者而硬"。又"冷根源在胃经、肝经、脾经、腰子等内生的证候"等，多处论及禀性衰败而冷，禀性衰败而热，禀性衰败而干，禀性衰败而湿，并以脏器经脉组织为其定位。

这是在疾病发生发展过程中，取其中一个阶段，根据病史、临床症状、体征和实验检查结果进行高度概括而形成的病机结论。禀性衰败以质、性、位表达其病理变化，虽未具体列出疾病当时的变化细节，却能集中反应禀性衰败在疾病某阶段的总体特征。

由于禀性衰败在疾病发展过程中，或在治疗过程中发生变化，所以同一种疾病在不同的阶段，可以表现出不同的病理变化。如同为"胸有风浊"所致的胸膈胀痛病，在不同的人和不同的时间，有的禀性衰败而冷或湿；有的禀性衰败而热或干。而不同的病，有时又可以呈现出相同的禀性衰败，如暗风、口眼歪斜、不省人事、左瘫右痪、身颤心跳等不同的症状，其禀性衰败皆冷，其病理根源多为白疾根源或黑浊血根源。这都是由于禀性或气质差异而为。

从禀赋气质而言，回医学有水、火、气、土四气质，禀性衰败即分为：水质禀性衰败、火质禀性衰败、气（风）质禀性衰败、土质禀性衰败。

从禀赋气性而言，回医学坚守"四性"说，即冷、热、干、湿（润）。在禀性衰败中，虽很少言"质"，而多言"性"，但在定性中已包涵着定质。如水质禀性衰败，常表明其禀性衰败而湿或禀性衰败而冷。由于禀性衰败的气质为水，所以水质禀性衰败不会出现或很少有禀性衰败而热，或禀性衰败而干的气性。同理，火质禀性衰败，最易热化，干（燥）化，其"性"多热，多干；气质禀性衰败，最易湿化，热化；土质禀性衰败，最易干（燥）化，寒化。这些都是通过对气性禀赋特性的认识来实现的。

在病理状态下，如热疾根源、干疾根源，均与火质禀性衰败关系密切；湿疾根源、热疾根源，均与气质禀性衰败关系密切；干疾根源、冷疾根源，均与土质禀性衰败关系密切；冷疾根源、湿疾根源，均与水质禀性衰败关系密切。这些均是不同气质的禀性衰败所呈现的相关病理反应，从而构成了临床表现的主要基础，成为辨禀性、察病情的理论依据。

三、禀性衰败与四液的关系

禀性衰败，不仅有四气、四性的病理变化，而且与脏器、体液的"量"

"质"转化有关。在生理状态下，若禀赋之气以"风"胜，则体液清中至清；禀赋之气以"水"胜，则体液稍清；禀赋之气以"火"胜，则体液为清中之浊；禀赋之气以"土"胜，则体液为浊。故体液的合成、释放、输布、更新皆能反映出禀性四气。

在脑的分泌布液功能支配下和自我调节的过程中，"四元交互，化育始蕃"，四气化育四液，包含四性，在机体内始终保持一定的动态平衡。

病理状态下，如禀性衰败而冷，白体液受侵染，多为浊水病理根源，常见于白疾根源、白浊根源、恶润及浊润根源、浊风根源证候；禀性衰败而热，黄体液受侵染，多为黄水病理根源，常见于湿浊根源、黄水根源、黄疸根源证候；禀性衰败而湿，红体液受污侵染，多为瘀血病理根源，常见于风疾根源、血瘀根源和黑血根源证候；禀性衰败而干，黑体液受污侵染，多为浊疾病理根源，常见于浊疾根源、黑浊血根源和暗风根源证候。

第三节　禀性衰败证候

一、水质禀性衰败

水以湿润为性，能包容物。水患为病所致禀性衰败多以冷、湿为性，表现为面目苍白，形体肥胖，肌肉松软，性情沉静，动作迟缓，嗜睡喜卧，小便清长，舌质淡，舌苔白，脉迟缓。

二、火质禀性衰败

火以暖为性，能成熟物。火患为病所致禀性衰败多以干、热为性，表现为面赤目黄，形体消瘦，肌肉坚硬，烦躁易怒，动作迅猛，少寝多梦，小便黄赤，舌质红，苔黄，脉数弦。

三、气质禀性衰败

气以动为性，能生长物。气息为病所致禀性衰败多以热、湿为性，表现为情志抑郁，胸腹胀痛，多疑欲哭，妇女经前乳胀，经痛，月经不调，食少纳呆，厌油腻，恶心，心悸，舌质淡，苔白润，脉松软且细。

四、土质禀性衰败

土以坚为性，能载万物。土患为病所致禀性衰败多以干、冷为性，表现为面黄肌瘦，身重腹满，肌肤粗糙，精神萎靡，反应迟钝，坐卧不安，食少纳差，便秘尿少，舌质灰黑，苔厚腻，脉细无力或沉。

五、禀性衰败而冷

冷性易静，延缓湿热代谢过程，以保存热能，在适应范围内，帮助机体保持内部环境低温代谢。一旦冷性凝滞，适应性反应迟钝，影响寒热代谢过程，能量释放调节障碍，身体失于温煦，脏器组织功能衰败，动力减弱，体液代谢阻滞，即形成禀性衰败而冷的表现。初见口不渴，喜热饮，面白，身冷，肢寒背凉，便溏，尿清长，舌淡苔白，脉沉迟，继则脘腹冷痛，下利清谷，或面浮肢肿，小便不利，体弱肢冷，腰膝酸软，骨节疼痛。

六、禀性衰败而热

热性易动，加速湿热代谢过程。在正常范围内，帮助机体保持恒定的温热环境，维持机体的生化代谢。一旦热性冲动，调节温热代谢过程反应性发生障碍，机体易发生炎性反应，迫血耗精，体液滞留沉淀，即形成禀性衰败而热的表现。初见口渴，喜冷饮，面红目赤，身热烦躁，便秘，尿短赤，舌红苔黄，脉滑数，继则发热不退，或口舌生疮，或口苦、黄疸，或胸闷咳喘、痰多黄稠，或脘腹胀满疼痛，或尿血淋痛，或癫狂。

七、禀性衰败而干

干性收敛，调节机体温度，保持体液平衡，维护正常生化代谢。一旦干性异常收敛，耗损湿液，影响脏器组织正常的生化环境，干湿代谢功能障碍，体液枯涸又得不到及时补偿，即形成禀性衰败而干的表现。初见口干咽燥，舌干少津，便干尿少，继则皮肤干涩、粗糙，毛发干枯不荣，肌肉消瘦，干咳痰少，脉细数。

八、禀性衰败而湿

湿性濡润浸渗，调节机体湿润度，使之干湿相宜，维护正常的生化代谢，保持足够的体液输布功能。一旦湿性异常泛滥，壅阻气道，体液瘀滞，输布代谢不及，适应性反应发生障碍，即形成禀性衰败而湿的表现。初见身重头晕，腰闷气喘，痰多涎多，脘腹胀满，呕恶，或肿胀，或肢体酸楚，妇女白带量多，肌肤麻木不仁，或黄疸，舌胖苔腻，脉濡或滑软。

第十二章 体液辨证

体液是由营养物质转化而成并濡养机体的液体。健康的或"好的"体液不管是以单纯状态存在还是以混合状态存在于营养物质中，其本身或与其他物质相结合后，具有转化为机体构成物质的能力，简言之，即它能补充人体不断耗散的物质。体液在此过程中所残留的部分，即"额外体液"，称为非健康的或"坏"的体液。这种非健康的或"坏"的体液与健康的或"好的"体液在功能上相反，应将其排出体外。

人体各体液之间存在相互制约、相互补充的关系。体液在生命活动中不断消耗和补充，构成体液的各种物质在各自的数量和质量上保持着相对平衡的状态，维持正常的生命活动。若平衡失调，则会导致疾病发生。

第一节 阿拉伯伊斯兰医学中的体液论

阿拉伯伊斯兰医学认为，体液有初级、次级之分。有些体液是初级的，包括血液、黏液、黄胆汁、黑胆汁。而有些体液为次级的，包括位于邻近机体组织的细小管道出口处并濡养组织的体液，像露水一样，能渗透组织，并能在需要时转化为营养物质的体液。如果组织有被某种因素引起干燥的可能，它就会立即发挥作用。几乎处于凝固状态的体液，可形成一种能变为组织结构的营养物质，根据需要或参与构成组织的均衡质，或成为组织结构的基础物质，由此成为组织的一部分。出生时就存在于机体组织元素之间的体液来自精液，它决定着器官或机体终生不变的属性，由此可见男性和女性的生殖之精产生于体液。

一、血液

人体的血液是温热和湿润的。

正常的血液是红色的，没有不健康的气味，有甜味。异常的血液，或因为良好的体液配属发生本质的改变或者遭到破坏，即变得更冷或者更热，但并没有与外界物质混合。因为混合了不健康的液体，它可以发生以下情况：起初纯净，直到不健康的液体向它汇聚、渗透其中并发生分解；自身部分组织发生腐败变质；或是其中的一种情况，或是两者同时存在于血液之中。异常血液里面的混合物或是黏液，或是黑胆汁，或者只是黄胆汁，其色泽与含水量有时浓稠，有时稀薄，有时比浓墨稍浅，有时呈灰白色，气味苦、咸或者酸味。

二、黏液

黏液的自然属性是寒凉和湿润的。

正常的黏液在任何时候都能转化为血液，但实际是一种尚未完全成熟的血液。它是一种不太寒凉的"甜"的液体，换句话说，相对于血液和黄胆汁而言，它是寒凉的，相对于整个身体来说，它不显寒性。这种"甜"黏液会变得无味，或变为异常。当它与正常的血液混合时经常会出现渗出物、排出物和唾液分泌。在体内，这种甜黏液没有特定的汇聚点或者留藏部位，这与两种胆汁差不多，它对于任何组织都是必不可少的，在这一点上，它与血液非常相似，当血液流经身体各部位的同时，脏器组织便得到了它的滋养。

脏器组织绝对需要黏液，这其中有两个方面的生理功能：一为基本的，二为辅助的。基本功能体现在两个方面：一是黏液向脏器组织靠近，修复由于某些原因在肝脏或胃中出现的物质壅滞，这种物质一般是在消化本能的作用之下，被转化、消化和保留在身体内部；二是黏液在被输送并营养淋巴组织之前，与血液混合，血中的黏液处于特定的比例，可以营养身体各个部位，例如大脑。辅助功能是润滑与运动相关的关节、组织和器官，否则运动时生热会使这些组织变得干燥，这种功能是必要的。

咸黏液，与其他类型相比，它更温暖干燥，质地更轻。其中苦的、氧化的干性物质与无味的湿性物质以等比例混合，所以它是咸的。

清稀的黏液，是无味的，或者只带淡咸味。当它与苦的、氧化后干燥的胆汁等量混合后，便会产生热而咸的液体，称作"胆汁性黏液"。黏液会变苦味，是由于黑胆汁与黏液混合，或其发生过度凝结，味道由甜变苦。这一过程包括一些凝结作用，它会使水分减少，物质变得干燥，使物质的土性增强。这时热度不足以使其发酵，物质便会出现酸味，只有高热才能彻底改变它。

透明黏液是稠厚而质地紧密的，它与玻璃的透明度和重量相仿。有时呈酸味或无味。透明体液起源于水样的属性寒凉，若没有发生腐化或掺杂其他物质，它能够维持原态。可是，这种体液平时不易被察觉，只有它的质地变稠厚时，透明体液才显现出来，寒性便加重了。

三、黄胆汁

黄胆汁的属性是温和干燥的。

正常的黄胆汁是血液的"泡沫"。色鲜红、质轻，而味辛辣。它的颜色愈红，则愈趋热性。它形成于肝脏之内，随血液或胆囊循环周身。进入血液的部分具有两方面的功用：一是使血液营养特定的组织和器官，这些组织和器官需含有适量发散态的黄胆汁，譬如肝脏；二是机械性功用，稀释血液，保证血液在身体细微管道中流动通畅。流经胆囊部分的黄胆汁也有两个方面的功用：一是清除体内的衰老物质，同时营养胆囊壁；二是清除附着于肠壁的食物残渣和浓稠的黏液，受脑支配刺激肠道和肛门肌肉，使其能够察觉并排出大便。从胆囊至肠道发生任何阻塞，致使胆汁排泄不畅，均容易引起腹痛。

四、黑胆汁

黑胆汁的体液配属是寒凉和干燥之性。

在生理状态下，黑胆汁是一种"废弃物质"，或是优质血液的沉淀物。作为一种代谢物质，其味道介于甘味和苦味之间，它在肝脏内产生，然后分成两部分，一部分进入血液，一部分流向脾脏。进入血液的黑胆汁具有两方面的作用：一是充当脏器的营养成分，这些脏器需要黑胆汁来帮助完善其体液配属；二是赋予血液活力、耐力、密度和黏度。流向脾脏的黑胆汁对于血液来说毫无裨益，从整体而言，其主要功能是清除体内众多衰老物质，只为脾脏提供营养。它的辅助功能是通过挤压运动流向胃之贲门，给其营养，并使其收紧和增厚，它的苦味刺激贲门，引起饥饿感，从而引起食欲。异常的黑胆汁既不变成一种沉降物，也不是废弃物，而是以一种氧化物质的形式，或者是由混合的黄胆汁经氧化而成。因此，当湿性物质与土性物质相混合时，土性物质便会析出一种沉淀物，以血液为例，正常的黑胆汁是一种沉淀物。作为一种微粒，或是氧化的产物，稀薄成分向外发散，而浓稠成分紧接在后。以体液为例，被废弃排泄的黑胆汁处于分离的状态。

血液是唯一能够产生沉淀的体液。由于自身黏稠，黏液会像油一般流动，所以并不产生沉淀。黄胆汁由于较稀薄，而且土性物质缺乏，并常常处于流动态，所以也不能产生沉淀。一旦物质被析出，便会很快发生腐败或被排出体外。如果已经发生腐败，其中稀薄的成分被发散，而浓稠的成分维持在后。恰恰是这种不沉淀的浓稠成分形成了氧化的黑胆汁。

可排泄的黑胆汁有四种类型。

1. 黄胆汁的微粒。其味苦。它与氧化的黑胆汁区别：后者的微粒是混合的，而前者的微粒是由稀薄的部分发散后析出的。

2. 氧化后黏液的微粒。假若黏液太过稀薄，如同水样，微粒就会变咸，否则，它是酸的或者苦味。

3. 氧化后血液的微粒。其味咸，略带甜味。

4. 正常黑胆汁的微粒。如果黑胆汁被稀释，微粒会变得像醋一样，酸味很强。假如黑胆汁浓稠，其中微粒的酸味便会变淡，并带有淡苦味。

异常的黑胆汁有三种类型：氧化后的黄胆汁，其中稀释成分已被去除；血浆中的黑胆汁，其毒害作用较小且作用较慢；胆囊的黑胆汁，其毒害作用较大且容易发生分解。

第二节 回医学体液论

回医学受古希腊哲学"四元素"说的影响，依据古罗马医学家盖伦四体液学说的基本观点创立了体液学说。回医学认为，体液是人从生到死吸收营养物质而不断自然产生的复杂液质，是人类生存的重要因素，对人体健康有极大的影响。

回医学"四体液"，是指红液质、白液质、黄液质、黑液质。人之元始，从阴阳交合即分为清阳和浊阴，由于得到母宫的濡养，"清"与"浊"又各自两半，分成四个层次。这四层次是：最外一层，色黑属土；近于黑者，色红属风（气）；近于红者，色黄属火；居于里者，色白属水。四者均为人身血肉精气之本，各依其不同特性和运动方式，维护和发挥着人体正常的生理功能。

人的体液量必须维持一定的水平。这里不仅仅是从一种到另一种体液的构成，重要的是它们构成了机体本身；从一种到另一种体液，它们彼此间的比例也必须保持稳态平衡。

第三节 体液病证

一、白液质病证

白液质，是由摄入人体的营养物及湿性物质产生的聚于人体各个器官组织最小单位间的清澈液体，遍布全身，性寒、偏湿。它通过自身的湿润性及营养物质，在其范围内除供给营养外，还能防止类似"火""土"的热性，以及干性物质破坏其体液，引起人体的异常变化。

白液质偏多的人为水质禀性。此类禀性的人，眼球、舌面较白，体胖、稳重、嗜睡，睡时口角有涎水，多尿色白，脉大、慢（宽、迟、松）。

白液质病证多为湿寒偏盛，水患为病，常见症状为面目苍白，形体肥胖，肌肉松软，性情沉静，动作迟缓，嗜睡喜卧，小便清长，舌质淡，舌苔白，脉迟缓，亦称"白疾根源"。

二、黄液质病证

黄液质，是一种淡黄稍浊、味极苦的液体，性热、偏干。形成于肝脏，聚于胆囊变浓，主要参与消化。通过胆道进入肠管，分解脂肪，促进消化吸收，并能刺激肠道，加快肠道蠕动及废物的排泄，有阻滞部分有毒物质，分解和降低毒素的功能，稀释黄液中的血液成分。通过自身的热与运动，调节促进血液成分中的红液、白液、黑液不断运动，输送至人体最细微之处，并且有防止其凝固，振奋精神与增强体力的功能。

黄液质偏多的人为火质禀性。此类禀性的人，通常精力充沛，好辩喜争，情绪激动易怒，体轻形瘦，眼红，舌面稍黄，少眠易醒，嗜呼声粗，尿色偏黄，脉细、弦、快、紧。

黄液质病证多为干热偏盛，火患为病，常见症状为面赤目黄，形体消瘦，肌肉坚硬，烦躁易怒，动作迅猛，少寝多梦，小便黄赤，舌质红，苔黄少，脉数弦，亦称"黄疾根源"。

三、红液质病证

红液质，为生命活动的主要物质，是一种红色的，浊中稍清的液体，味略甘咸，性湿、偏热，主要分布在骨髓与肝脏，通过心脏跳动及血管扩张而循环于全身，补充消耗的能量。与肺吸入的新鲜空气结合，传送至人体各部位，以满足生理生化的需求，并把生化运动中产生的废物和污浊气体通过肺、肾、膀胱、皮肤汗腺等器官组织排出体外。红液质是用自身湿润的热量，维持人体正常温度及生化输布能量，缓解疲劳，并把人体正常生命活动中其他体液传送至相应的部位。

红液质偏多的人为气质禀性。此类禀性的人，肌肤光洁，身体较好，肥瘦适度，身轻骨坚，舌面稍红，尿色偏红，睡眠较好。

红液质病证多为湿热偏盛，气患为病，常见症状为情志抑郁，胸腹胀痛，多疑欲哭，妇女经前乳胀，经痛，月经不调，食少纳呆，厌油腻，恶心，心悸，舌质淡，苔白润，脉松软且细，亦称"红疾根源"。

四、黑液质病证

黑液质，是一种色黑、味酸苦而混浊的液体，性干（燥）、偏寒。它能形成沉淀，保持各器官组织的形体和重量，限制黄液质和白液质过盛，防止其他体液偏离自己的生化运动而扩散，并能保存营养物质，为骨髓、软组织、筋脉等干寒器官组织输送营养物质时起特殊作用。

黑液质偏盛的人为土质禀性。黑液质参与感知、记忆等思维活动，此类禀性的人，眼球、舌面稍黑或偏青，尿色偏赤黄或青，脉慢、细、紧。

黑液质病证多为干寒偏盛，土患为病，常见症状为面黄肌瘦，身重腹满，肌肤粗糙，精神萎靡，反应迟钝，坐卧不安，食少纳差，便秘尿少，舌质灰黑，苔厚腻，脉细无力或沉，亦称"黑疾根源"。

第十三章　病因辨证

回医学病因辨证是以回医病因理论为依据，通过对临床资料分析，识别疾病属于何种因素所致的一种辨证方法。

第一节　病因分类

回医学受阿拉伯伊斯兰医学的影响，因而在病因的认识上，形成了独特的病因理论。

一、阿拉伯伊斯兰医学的病因分类

阿拉伯伊斯兰医学典籍《医典》中有对于病因的详细论述，认为影响身体功能的因素主要有寒、热、燥、湿，致畸因素，阻塞通道的因素，扩张通道的因素，导致粗糙的因素，缓和因素，导致错位或者脱臼的因素，阻止器官相互靠近的因素，阻止器官相互分离的因素，引起异常活动的因素，引起体重增加的因素，引起体重减轻的因素，引起连续性中断的因素，引起溃疡的因素，诱发炎性肿块的因素，引起疼痛的因素，减轻疼痛的因素，引起留存或者排泄的因素，引起体液过剩的因素，引起虚弱无力、衰弱疲乏、脏器缺乏活力的因素。

（一）寒性因素

1. 外部因素

同寒冷本身一样，在人体发挥着寒性作用。

2. 潜在的制冷因素

身体刚刚暴露于寒冷时还是暖的，但身体的热量会被耗散，如温泉的热水就有这样的性质。

3. 热因素过量

非常热的空气、热水、热性膏药和热敷，可以使身体放松，从而耗散体内的禀赋热；在水中洗浴时间过长；暂时温度较高而会逐渐变冷的因素。

4. 活动过量

过量活动会无限度地大量耗散体内的禀赋热，从而有降温之效。

5. 身体的某些状态

体液的稀释，使得全身放松，热能一并得以发散；体液过度凝聚浓密使得机体的禀赋热受到了遏制；体液过度留存与逗留在体内，同样遏制了禀赋热；人体过度排空会破坏禀赋热的物质基础，耗散呼吸力，并使废物壅塞正常的通道。

6. 精神状态

过度忧郁、极端恐惧、极度高兴等精神状态，会壅遏体内禀赋热，从而出现寒象。

7. 营养因素

饮食过饱，饮食偏凉，进食过少，服用有制冷作用的药物。

8. 机械因素

紧紧绑住四肢一段时间可以阻止机体的热到达局部。

（二）热性因素

1. 外部因素

夏季酷暑天气，人工的热环境，以适当的温度进行沐浴，此时空气和水共同产生热的效果，热膏药或局部涂敷。

2. 运动生热

体育锻炼，但是不能过量，体操也可以使身体变暖，但是不宜过于激烈，也不宜超过身体的耐受程度。适度擦拭，以轻柔的手法给四肢按摩。干性拔罐。

3. 从食物中获得热量

摄取充足的营养食物，热性食物，热性药物。

4. 情绪变化引起的发热

愤怒，一定程度的忧郁不至于出现寒象，并会产生适度的欣快感，也能产生热。

5. 腐败过程产生热

这种热既不属于禀赋热，也不是因内部激发而引起。禀赋热所引起的热度要低于内部激发所引起的。除腐败之外，这种热更接近于脓毒所产生的热。发生腐败时，外源性物质所生之热，在这种毒性物质被排出体外之后还会逗留于体内，这种热与体内的湿性体液相结合，改变了湿性原有属性，对自然呼吸力不再发生反应。消化和腐败的区别在于消化过程中改变了食物热和湿的性质，使其原有的属性发生改变，变得与现有机体相适宜了。

6. 机体的状态

如果皮肤出现硬化症，人体就会偏热性，是因为呼吸力被抑制在体内无法释放的缘故。当人体体液稀薄通畅时，人体就会趋于热性，这是因为"呼吸力"发生膨胀而播散于全身的各个部分。

（三）燥性因素

1. 外部因素：寒冷可以使体液发生凝结，并妨碍身体组织吸收获得营养物质，寒冷亦可收缩身体内的通道，从而阻塞运输，将会使营养物质无法进行传送，导致体内失于濡润而变得干燥。

2. 高热，可以驱散体内之湿，热浴过于频繁也会产生这样的效果。

3. 用有收敛作用的水洗澡，可以使身体变得干燥。

4. 饮食：进食不足，进食偏干。

5. 使用性质干燥的药物。

6. 肠胃过度排空。

7. 锻炼后体液消耗。

8. 经常性的情绪波动。

（四）湿性因素

1. 外部因素：洗浴，尤其是在餐后进行沐浴。

2. 饮食过饱，富含水分的食物和药物过量。

3. 应该排泄出体外而未排出的留存物质。

4. 体液中的"干性"部分被排出体外。

5. 休息与睡眠过度。

（五）致畸因素

1. 有些因素在生命的形成阶段就发生了作用，这是由于先天之精形成时出现缺陷所致。其他致畸因素则出现在分娩时，即从母亲的产道通过时。有些致畸因素在出生后才起作用，如捆绑或缠裹太紧。有的在婴儿时期发生，在其肢体尚未坚硬而没能会走路之前，使之摔倒，或受到击打。

2. 某些疾病也有致畸作用，如麻风病、癫痫、瘫痪、神经损伤及肺结核等。

3. 脂肪过量堆积、肥胖。

（六）阻塞通道的因素

1. 通道中有异物，如结石。

2. 通道中某些物质过多，引起阻塞，如便秘。

3. 物质性质发生改变。血液量、黏性发生了改变，如荔枝样血性的凝结物。

4. 通道内生成了新物质，有的可以移动，有的则被固定。

5. 孔窍的闭塞。

6. 局部的溃疡愈合后结疤。

7. 新生组织形成，如皮肤伤口愈合后凸出的肉，或肉样瘤。

8. 附近炎性肿块压迫。

9. 极冷或干燥收敛剂的收敛作用。

10. 过度的留存能力。

11. 绑扎过紧。

12. 冬季较易出现阻塞现象。一是由于冬季废物不易排泄，在体内大量停滞；二是因为寒冷本身具有收敛作用。

（七）扩张通道的因素

身体缺乏收敛能力，或者扩张能力过剩引起通道的扩大。某些能产生放松、发热、湿润、具有轻泻和清洁性质的药物亦属此列。

（八）导致粗糙的因素

1. 某些具有刺激性的药物可以使人体变得粗糙，如醋及醋酸的代谢废物，或有发散作用以及酸性的废弃物。

2. 具有收敛止血作用的药物可以导致粗糙，寒性药物经过浓缩也有致粗糙的作用。

3. 肢体上散布的灰尘样土性物质也具有致糙的作用。

（九）缓和因素

油性或胶样物质借助其所具有的黏性，能够慢慢地使体液发散，并使之得到稀释，引起它的流动，同时又把器官表面孔隙中密度大的颗粒物质带走。

（十）导致错位或者脱臼的因素

1. 拉伸，用力拖拽或推挤器官可以造成错位。

2. 意外暴力冲击，全身重量压在身体的某个部位，如踝部脱臼。

3. 局部松弛和湿重。出现在韧带或者神经遭到撕裂、侵蚀，或者脓毒感染，抑或被损坏时，如橡皮病、坐骨神经痛。

（十一）阻止器官相互靠近的因素

包括先天因素、质量、黏性、关节松弛度、关节体液量较少、痉挛、部分愈合的溃疡、结石。

（十二）阻止器官相互分离的因素

包括先天因素、粗糙程度、痉挛、溃疡愈合后结疤的情况。

（十三）引起异常活动的因素

1. 体液配属偏于性能引起虚弱或痉挛。

2. 某些废弃物可以使肌肉表面发热或者变凉。

3. 某些阻塞的形式使机体的生理作用中途被拦截，无法达到相关的脏器。

4. 有害的废弃物质借助寒性发生作用，如发冷僵硬，依靠穿透性的刺痛，如发生颤抖，或者通过干扰人体的禀赋热，使之减弱和湮没，从而使身体肌肤变冷，促使气态物质形成，而体内这些物质又试图发散和被排出体外，因而会诱发痉挛。

（十四）引起连续性中断的因素

1. **内部因素**

病理性体液有消耗、热灼、濡润、松弛或者黏着的作用。液体进入身体组织间隙并使其分离开。气态物质也在体内同样地挤出通路、拉开组织。这两种情况产生的作用取决于穿透量的大小、液体或者气体量的多少、扩张能力的大小。此外，大声喧嚷、跳跃活动、脓肿破溃等也能引起中断。

2. **外部因素**

被绳或者重物牵引，或被刀砍伤，火灼伤，石块砸伤，挫伤引起破裂，射箭穿孔，刺伤，被疯狗和毒蛇咬伤等。

（十五）引起溃疡的因素

主要有炎性肿块的破裂、脓疱、脓肿成熟、溃疡破裂。

（十六）诱发炎性肿块的因素

1. 与某个脏器状态有关的因素：扩张能力、留存能力较弱，较容易产生废物停滞。器官或者组织的自然属性（如皮肤容易形成炎性肿块）；器官的构造质地（如耳后、颈部、腋窝处肌肉较软，物质容易在这些部位形成堆积）；通道和孔窍的宽度，相应的通道过宽或者孔径过小；出口位置低；出口小，致使食物残渣无法排出。

2. 骨折后可能出现炎症，如果在正骨时肢体受到撞击，挤压或者拉伸，也可能形成肿块。

3. 牙齿的连接部经常发生炎症，食物残渣会聚集在齿缝中，发生腐败变质，最终可能导致脓肿形成。

（十七）引起疼痛的因素

疼痛是由非自然过程引起的一种感觉，主要在两种情形下能产生，一是体液配属突然发生改变，或者是因为相反的配属产生坏的影响；二是身体连续性中断的结果。

1. **钻痛**

起因是有大量物质或气体壅滞于坚硬而粗糙的器官的膜之间，像手钻孔一样钻进空隙裂缝。

2. **压痛**

由于液体或者气体被局限于器官中的狭小空间，进而推挤压迫身体组织而产生。

3. **腐坏痛**

由于牵拉肌纤维和肌鞘之间的物质，直至和上面附着的肌肉被拉断，同时还失去了与相关脏器的连续性。

4. 钝痛

起因有三：体液配属过于寒凉，毛孔闭塞导致有感知能力的呼吸无法达到其应去的脏器，空腔或空室过满。

5. 劳痛

由以下原因引起：过度劳累；某种体液引起紧张，引起紧张性疲劳；气态物质引起膨胀性疲劳；具有刺激特点的体液，引起溃疡性疲劳。

6. 重痛

这是由于一些感觉较为迟钝的脏器如肺脏、肾脏和脾脏发生了炎症所致。炎症灶由于自重而拖拽组织及周边的系带、附着点等。疼痛的原因是一个敏感器官的感觉功能被破坏，因此能感觉到重，但是无法感觉到实际存在的痛。

7. 锐痛

酸性体液可以引起锐痛。

8. 激惹痛

体液某种改变可以导致刺痛变得粗糙。

9. 痒痛

具有辛辣、麻辣或咸性质的体液可引起痒痛。

10. 针刺痛

可引起这类疼痛的物质与引起钻痛的相类似，同时发生和保留在类似脏器，一段时间后会破溃。

11. 松弛痛

源于某些并非肌腱的物质，它们在肌腹上聚集并牵拉肌腹，由于腹部的肌肉比神经、肌腱或者覆膜等组织都松弛，故名松弛痛。

12. 穿透痛

由横向牵拉身体的膜所致，连续性被体液扯断一样。这种感觉可以是均衡的，也可以是不均衡的。前者是全身脏器受到一致的影响，而后者有以下四种可能。

（1）由于膜同时覆盖在硬和软两种组织之间，或者膜本身就不是均匀一致的。例如锁骨和胸膜，如果炎症反应从胸膜向上传至胸部上方，锁骨就会有痛感。

（2）身体器官各部分运动不均衡。

（3）器官与组织的性质不均衡。

（4）身体各部分器官内的有害物质分布不均衡，致使有的脏器受到影响，有的则没有。

13. 撕裂痛

体液或气体进入骨和骨膜之间，或者寒冷迫使骨膜强烈收缩。

14. 牵拉痛

由体液或气体牵拉神经纤维或肌纤维所致。

15. 跳痛

热性炎症反应为其原因。寒性炎症无论属于何种类型，也不论是硬是软，都不会引起任何疼痛，但假如转成热性则会引起疼痛。当炎症病灶附近器官较为敏感，且有脉搏跳动时，热性炎症会引起跳痛。因为动脉位置较深，健康的器官不会感觉到脉搏跳动，而这些动脉深藏其间，一旦此处出现炎症反应，这种搏动就会引起跳痛。

（十八）引起体液过剩的因素

1. 外因

所进食物给机体带来超过所需量的湿性物质，多余的部分便在体内积聚，干扰身体排泄器官的正常排泄功能；洗浴过于频繁，尤其是餐后马上洗澡；休息睡眠，停止锻炼，不能保证正常排便，会妨碍身体物质的正常代谢；不正确的饮食，生活规律遭到破坏。

2. 内因

消化能力差，营养成分得不到充分利用；排泄能力弱；储存能力过强，致使体液逗留体内；分泌排泄通道狭窄。

（十九）引起虚弱无力，衰弱疲乏，脏器缺乏活力的因素

1. 体液配属持续失调，特别是属于寒性的配属。尽管身体能够接收到一些温暖的补充，但寒性配属会使身体产生麻木昏迷的效果，它可以破坏呼吸的配属，就像人待在浴池中时间过长，可以发生昏厥一样。一种燥性配属的失调可以产生浓缩的效果，妨碍脏器功能正常发挥；一种湿性配属可以使肢体松弛，产生阻塞。

2. 一种或者几种复合的疾病。

3. 自身呼吸虚弱。假如遇到不良的体液配属就会引起呼吸衰弱。身体排空之后也使呼吸耗散，身体异常的耗损也会削弱身体。

4. 本能虚弱。取决于反复运动的次数和反复运动的时间，在运动时，呼吸也被耗散，伴随呼吸的耗散，其他各种因素也能引起衰弱。

5. 液体排泄也是引起虚弱的原因，例如失血，腹泻，尤其是泻下稀薄的液体；实施穿刺术一次抽取大量的渗出液，大脓肿自然破溃或者通过手术切开引流；剧烈运动，过量出汗。

6. 剧烈的疼痛。疼痛会耗散呼吸，并有可能改变体液配属。如胀痛或者切割痛，尤其是疼痛发生于胃的凹陷处。另外，心脏区域的任何疼痛都会使呼吸耗散。

7. 各种发热是造成疲倦和衰弱的原因之一，发热或使呼吸耗散，或者引起失血，或者改变体液配属，都会引起衰弱。

8. 皮肤汗孔开张，常常引起疲倦衰弱。长期持续的半饥饿状态也会造成同样的影响。

9. 脏器或脏器的部分功能虚弱会影响整个机体，就像胃贲门功能缺陷会引起全身虚弱一样。另外，严重的心脑疾病，极轻的激惹便可出现呼吸耗散。

二、回医学的病因分类

回医学的疾病观是建立在外在形式与内在本质（形神）整体和谐的基础上。

一方面关注现实生态对健康的不良影响，另一方面体现了对身心健康的完美追求。认为人之身心从形成到成长已经受到污染，"人极之形体浊而有朽，因染于火、风、土、水之侵构，重重帐幔"。疾病的产生固然是体内各种生理动态平衡发生紊乱所致，但这种变化不外乎两个方面，一是"先天污染"，即隐潜的致病因素（可能存在）；二是"后天污染"，即显现的致病因素（现实存在）。

（一）先天隐潜性的致病因素

先天的、隐潜性的致病因素，有构成人身心的要素（四性质和四液质）及其质和量的比例，有出生时的天文、星相、物候及出生地的生态环境影响等。

对一些没有明显的外感、内伤诱因，不知其病源，但确实构成了影响健康或致病的因素，回医学将其统归为先天的隐潜性致病因素。

1. 四气四液异常变化与时令季节气候的关系

回医学认为，四季"即四气轮转流行而成者也"，如气之流行专盛之时，为春，知春融和多发风病，红液质病；火之流行专盛之时，为夏，知夏炎盛，多发暑病，黄液质病；土之流行专盛之时，为秋，知秋收吸，多发燥病，黑液质病；水之流行专盛之时，为冬，知冬坚凝，多发寒病，白液质病。

四时之气不同，季节多发病也各异。不同的季节，受不同的四气专盛流行之时，时令气候变化影响，因而常会产生不同的疾病。

2. 生活环境的不同或变迁，也可成为某些致病因素

由于地域有南北高下之分，气候有冷暖燥湿之别，人对自然界的适应常表现为对某一特定地域的适应。对其四气、四液发生的生理、病理反应也有一定的认知和适应能力。要认知、适应人体结构与功能之间的偏差和不和谐的隐患以及对健康的影响。人体既然作为自然界中的一个开放系统，就会受到自然界错综复杂致病因素的影响。

许多影响健康和致病的因素，与地理、地质环境密切相关。这是因为人体所必需的元素，都取自人类生存的环境。对各种元素摄取量的不足或过剩，导致机体功能障碍和器质性改变，从而产生各种疾病。严重影响人体气、血、体液、精的合成，能量转换，影响人类的生殖、生长、发育、大脑的思维与记忆、信息传导及遗传基因与密码的传递等。

3. 人体与自然环境维持着对立统一的密切关系

回医学基于"天人相应"的思想观，长期以来日、月、星、辰变化和生活在天地之中的人体生命活动进行同步观察，发现天文现象与人类生命现象之间存在着密切关系。视人身为"微观宇宙"，人体的结构与功能，如同宇宙"太初有始，成功有数，生存有位，运转有规，内体有机，外模有光，行迹有纪，轨道有名，宫分有扣"，又云宇宙有"七条银河，七条总河，二十八万万条支河""一百一十四万万盘漩涡星座""上下牵引，左右连环，五彩缤纷，晶莹透亮""而小世界之为物，较大世界为愈精愈微也"。

宇宙星辰有十二宫，二十八宿；人有十二脏器，十二经脉；地有十二个月，四季二十四节气；天有风、寒、湿、燥四气；人有冷、热、干、湿四性；天有水、火、土、气；人有白、黄、红、黑四液，正所谓"乾坤大、物无穷，尽在微躯方寸中"。

（二）后天显现性的致病因素

1. 染于水土火气之侵构

若环境问题严重，人类则不断受到"四气"的侵染。由于人类与其赖以生存的自然环境发生了不相适应，出现急性、亚急性，或慢性中毒，致癌、致畸、致突变，皆为身心受染于不洁之水火气土之自然环境所致。

（1）空气：空气是人类时刻不能缺少的生存条件。正如《清真指南》言，"气一处不周，则一处不灵""气通则生，气闭则死"。空气成分虽多，最主要的是氧气、氮气、氩气，三者合计占空气总重量的99%以上。地球大气环境，历经亿万年自然演变，才有了这种与人类生存相对稳定的环境。人类伴随着对空气中氧气的依赖和对空气中其他气体的适应，才得以生存、繁衍。

空气作为人体赖以生存的必需物质，而使机体呼吸得以维护。呼吸通过两个过程使空气达到调整状态，即净化和通气。呼吸配属的异常热经常会引起呼吸的浓缩和压抑,所以通气是调节呼吸配属失调的途径。肺脏和皮肤毛孔吸入空气,再通过动脉有规律的搏动对氧气输送进行调节。与呼吸固有的配属相比,周围的空气要比经过呼吸浓缩的气体的配属寒冷得多。当外界空气加入呼吸之中时,空气就推动呼吸并与之相混合,防止其转变为具有收敛性的火元素。这种转变会促使呼吸的配属发生异常,也将会扰乱呼吸物质中湿性气体的发散过程。净化作用发生于呼气过程中,使呼吸中烟垢样的气体分离出去。这种烟垢样的气体对于呼吸来说就像过剩的体液被排出体外。吸气过程中,空气进入并弥漫充满体内;当呼气时,呼吸得以净化。

首先,空气吸入身体,先使呼吸冷却,当与呼吸中的热不断接触后,其性质也变为热能,这时它就不再属于辅助性质了,而是变得过剩。因此,人体需要不断补充新鲜空气以供给身体其他部分,也必须呼出旧的气体,从而使新鲜空气得以吸入,同时排出呼吸中过剩的物质。空气一旦被调整和净化,而且其中不混杂与呼吸力配属相反的物质,人体便会健康。若相反,则结果相反。空气易受自然变化和非自然变化的影响,自然变化是指季节的变化,不同季节空气的配属特性也会更新。

人类赖以生存的大气层,它含有一层臭氧层,既不太厚,也不太薄,以让紫外线射到地球的量不多不少,其本身又像"温度调节筛",既能保暖,又能散热。使白天与黑夜的温差得以平缓,它还有自动免疫功能,消除某些影响人类健康机能的气体和微粒子。

空气配属的变化与污染,或大气丧失本身的清洁能力,都能影响人类身体健康并成为致病的主要因素。热空气可以使呼吸发散,具有放松的效果。一定的热度可使血液流向体表而使皮肤变红。过热就会使皮肤发黄,因为高热会破坏流向体表血管血液的成分。过热亦可引起出汗,导致尿量减少,消化减弱和诱发口渴。冷空气有收缩的效果,可以增强消化功能并且增加尿量。尿量增多的原因是体液受到冷空气的约束而封闭于体内,其中只有一小部分通过排汗过程进行排泄。同时,寒冷会使肛门周围的肌肉紧缩,肠道反应性降低,使得粪便较长时间停留在肠道而不能排出体外,粪便中的水分会被重新吸收并进入尿液之中，还会引起便秘。潮湿的空气会软化皮肤，保持整个躯体的湿润。干燥的空气会使皮肤变干，直至粗糙晦暗。

（2）水：水，既是人体的基本成分，又是人体进行新陈代谢的重要介质。《清真指南》言，"万物得水而生，失水则死，故曰'水乃万物之命'"。

水污染引起的急慢性中毒，就是人体对水质中出现的大量有害物质所表现出的明显不适应反应。

（3）风：北风刺激皮肤使其变硬，收缩毛孔，增强了消化能力，可能引起便溏，并能过滤引起腐败变质的空气。若先刮起南风，它会刺激机体分泌体液，继而刮起的北风可以促使体内分泌液体，体外分泌的情况也可出现。比如上呼吸道症状可能出现很多，胸部疾病也较为常见。当北风盛行时，以下疾病较为常见：神经痛、侧胸痛、关节痛、膀胱或子宫痛，排尿困难，令人痛苦的咳嗽、抽搐等。

南风可以使体力涣散，毛孔开放，激发体液由内向外流动并引起机体功能紊乱，感觉变得迟钝而嗜睡。南风使皮肤发痒，也可使身体虚弱，旧患复发，诱发周期性偏头痛发作，促使发热恶化为败血症。

若在拂晓或清晨只是盛行东风，则它已经被太阳光线所"改造"，会变得更加稀薄，湿气更少。因此，东风的特点是比较干燥、轻盈。但是，它若盛行于日落之时，情况恰好相反。总的来说，东风比西风更有益健康。

如果在拂晓或者清晨之时盛行西风，大气尚没有接受阳光的热量，其密度可能更大，也更重浊。若盛行于日落或者暮霭之时，情况则恰恰相反。

（4）食物：常言道，"民以食为天"。《清真指南》言，"身体之滋养凭食，食不足，则身无力"。自然界为人类准备了各种丰富的食物和饮料，其中包含了人体必需的营养要素，也包括所有必需的（酸、碱）元素。"是故世间草木，助人身之生长；世间飞行，助人身之运动"，然而，随着人类的繁衍，生活习惯的改变，一些有害物质，通过各种途径最后到达人体，从而引起人体各种急慢性毒害作用。所引起的种种疾病，都是由于人们对食物成分变化出现了不相适应导致内环境变异而致。

2. 冷热干湿病邪

冷热干湿病邪，指冷热干湿四性因素过多或偏盛所致疾病以及对人体健康的影响。

（1）冷：即寒性病邪。寒冷因素过盛即为致病邪气，其最易侵伤人体的阳气。无论外感寒凉，还是寒冷内积，皆能使人体的阳气损伤而失其正常的体温调节能力，并造成脏器功能减退或抑制，出现脘腹冷痛、呕吐腹泻、形寒肢冷、小便清长等体液性或非体液性寒性气质失调的病变，称寒性禀性衰败证。

（2）热：即火热性病邪。火热因素过盛即为致病邪气，其最易侵伤体液，消灼阴液，症见烦渴喜饮、口舌干燥、大便秘结、小便短少，内扰心脑出现心烦失眠，甚则狂躁妄动。若致禀性衰败，伤及脏器，出现发热、神昏、吐血、衄血、便血及疮疡肿痛，或头痛、目赤肿痛，或口舌生疮，或咽痛咳嗽等体液性或非体液性热性气质失调的病变，称热性禀性衰败证。

（3）干：即燥性病邪。干燥因素过盛即为致病邪气，其最易伤津失润，出现各种干涩的症状和体征。如皮肤干涩皲裂，鼻干咽燥，口唇燥裂，毛发干枯不荣，大便干结；或干咳少痰，喘息胸痛等一系列体液性或非体液性干性气质失调病变，称干性禀性衰败证。

（4）湿：即湿性病邪。湿性致病因素过盛，湿润弥漫，即为致病邪气。多因气候潮湿，涉水淋雨，久居潮湿环境，湿邪留滞肌肤、经脉、脏器，可致头重如裹，身体困重，四肢酸楚，屈伸不利，肌肤麻木不仁，胸脘痞闷不畅，不欲饮食，恶心呕吐，肿胀，大便溏泻，小便混浊等一系列体液性或非体液性气质失调病变，称湿性禀性衰败证。

3. 其他致病因素

（1）睡眠：睡眠对人体的影响与休息非常相似，清醒状态对人体的影响与轻体力活动非常相似。

睡眠通过集中体内的热量及通过感官的放松以增强人体的生理功能。这是因为睡眠使得生命力的通道变得湿润而自然。使呼吸的物质变得浑浊，并把生命力凝聚在体内；睡眠能解除一切疲劳，还能抑制过量的排泄。如果再进行适当的体力锻炼活动，机体的力量也会随之增强，若体内积聚有大量的物质，则皮肤可以通过汗液的形式将其排出体外；有些时候，睡眠有助于排泄这类衰老的物质。约束体内的热量并促使营养物质分布全身及皮肤，也有助于将人体内部深层的衰老物质排出体外。清醒状态下这种排泄能力会更强，不过与睡眠时通过排汗来排泄废物的形式不同。睡眠时人体处理和排泄衰老物质时会出汗，这种出汗并不因为分散稀薄物质所引起。如果人体无明显原因在睡觉时出汗较多，就说明其营养过剩。若是适合人体消化吸收的物质，睡眠就会有助于将其转变成血液并使其温暖，由此产生了生理所需之热，运行周身，使人体暖和。如果胆汁质温度较高，睡眠时间延长，那么人体就会因为外来之热而变得温暖；若睡眠时胃已经排空，就会感觉到冷，热量被耗散；如果睡眠时产生一种难以消化的物质，这种体液也会让人感到寒冷。

睡眠时相关因素对人体的影响：营养相对过剩导致大量出汗；消化胃内容物，完成消化和血液形成过程，产生生理所需之热；热胆汁质较盛，促进外在热的形成；胃排空过程，热被驱散而冷；难以消化的体液，则使冷、热膨胀被扩大。

清醒状态对人体的影响与睡眠恰恰相反，如果保持清醒时间过长，脑的配属趋向于干性，理解能力下降或削弱，体液发生氧化反应，会诱发急性病。清醒状态分解物质，从而增进食欲，容易感到饥饿，使消化的动力减弱。另一方面，睡眠时间过长，会对人体产生相反的影响，如心智变得迟钝，头脑变得昏沉，配属变冷，这是由于睡眠时间过长会阻碍分解反应。

失眠是介于睡眠和清醒之间的状态，对人有害而无益。过度瞌睡是寒性禀性衰败或湿性禀性衰败的表现。

（2）季节：季节正常变化对人体比较有益。夏季应当炎热而冬季应当寒冷，每个季节都应如此，如果季节变化反常，疾病将会发生；如果一年中四季性质一样，很多与其气候特性一致的疾病也将会发生。

季节的变化与各种气候条件下所发生的特异性疾病相关。当季节与人体的健康配属协调一致时，则表现出自然与人体相适应；若机体自身体液配属不健康，则表现相反。如果人体明显偏离平衡态，季节更替也可能不规律，人体也变得虚弱而生病。当季节与非健康配属的人相一致时，表现则正好与之相反。

如果两个季节的自然属性开始时与结束时相反，并且期间的变化与平均值的偏离情况也不明显，例如一个南方式的冬季后出现一个北方式的春季，与南方式的冬季气候特点截然不同。如果冬天异常干燥而春天非常湿润，那么后者将会缓解前者的干燥。但只有春天不是很潮湿，而且持续时间不长时，那么它的湿润调和作用才不会有害。单个季节的气候改变与反复出现的改变相比，前者对人体的伤害要小。

①春季：春季气候正常，就会对人体的健康十分有利，春季的配属对于呼吸和血液来说是平衡的，这时的气候往往使体液中的热减弱并使之变得稀薄，并且趋于湿润。这种气候的条件有助于血液比较温和地流向皮肤表层，并使之显得红润，它不会像炎热的夏季，不会使呼吸耗散。

每逢一年的春季，在此之前还处于停滞的体液开始在体内鼓动并循环流动了。这时一些慢性病容易伴发和显现出来。体液配属属于黑胆汁质的人，体内黑胆汁显现偏旺，冬季进食过多又缺乏锻炼的人，其体液过剩，到了春季就容易发病。因为这些未成熟的体液开始变得活跃，并且通过机体组织在周身循环。当春季相对延长而呈现调和时，夏季的发病率就会降低。

春季体内黑胆汁或黄胆汁易于腐败发酵，多见鼻衄、渗血、咽喉炎、各种脓肿、溃疡、静脉曲张。早春时节春寒料峭，咳嗽更易发生。患有这些疾病的人在春季病情就会加重。属于黏液配属的人，春季体液开始流动，中风、瘫痪等疾病易发生；当体力劳动或精神压力较大时，或者饮食中含有制热成分等容易诱发这些疾病，因为这些因素均能增强春季气候对人体的影响。

②夏季：夏季由于体液过度发散，机体各项功能因此会受到影响，血液和黏液的数量减少，黄胆汁增加，到了夏末，随着稀薄物质的发散，相对较重的颗粒存留下来并不多，黑胆汁随之上升。这时，夏季的热使血液向体表发散，人体的肤色会变成香橼一般的淡黄色。

夏季疾病的病程相应较短，一方面对于身体强壮之人，热气可使疾病病理物质发散，并促使其成熟，并有利于机体将这些病理物质排出体外。另外，对于那些身体虚弱之人，夏季温度高，会使人感到松散倦怠，变得更加虚弱，最终可导致其体力丧失。再者，如果夏季炎热干燥，疾病会很快发作；但在较为潮湿的夏季，由于体液变得黏稠，疾病的病程就会延长，康复也会变得缓慢。这种情况下疾病会延续很长时间。如一个溃疡也可能迁延难愈，甚至病变范围变得更大、更深。由于过剩的体液从机体上部流向下部，水肿病、消化不良性腹泻、肠松弛等发病的机会也趋增多。

炎热时，隔日热持续发作；高热、衰弱、耳痛、眼睛脓肿等多发。地域越偏南，夏季疾病的发病率就越高；严重疾病变得也很常见。地域偏北，对健康越有利，即使发病，也较轻浅。

假如地域靠北，并且气候干燥，这种气候对属于黏液配属的人和女性都较为有利。夏季黄胆汁过量，易发生氧化而导致疾病，如眼疾或长期高热。

③秋季：秋季白天暴露于炎炎烈日之下，晚上气温寒冷。若过量进食水果，稀薄物质过多被发散，密度较大的食物颗粒沉积下来并发生氧化。夏季发酵的体液流向体表肌肤，机体使这些体液得以消散和排泄，但在秋季，较冷的空气使体液流回身体的内部，并在体内聚集，体液受这些因素影响而受到损害，导致秋季很多疾病高发。

秋季的特点与血液配属相对立，不利于血液的生成，而在夏季被消耗的血液，此时得不到应有的修复和补充，导致人体血液减少，使得人体血液亏虚。另外，黄胆汁在夏季增长迅速，在秋季便处于主导地位。当夏季结束时，由于黄胆汁发生氧化，体内的黑胆汁变得更加丰富，且会产生灰样的残余物质，这种残余物质在秋季寒冷因素影响下趋向体内形成沉淀而引起疾病。秋季比较干燥，发热性疾病易发生，发热的程度更加严重，如皮肤脓疱疹、急性咽喉痛、肺脏疾病等，秋季会加重肺结核和其他慢性肺部感染性疾患。假如刚刚进入秋季，有些疾病潜伏进入人体，到了秋末便会出现病症发作。由于黄胆汁主导，加之黑胆汁也同时混杂其中，使得中风和精神错乱的疾病较为常见。由于秋季易于消化不良，排泄功能低下，导致虫类繁殖增多，引起虫证。再有，秋季易见关节疼痛、坐骨神经痛、腰背部疼痛等。

④冬季：冬季人的消化功能旺盛。寒冷的气候会包裹并产生机体所需之热，使集中在体内的热不易于发散。与夏季相比，冬季尿液沉淀增多，排泄的尿液量会随之增多。由于冬季寒冷，白天短而夜晚长，使得黄胆汁减少，体液中的不溶性成分过多聚集在一起，机体黏液丰富，使得冬季容易发生体液失调，且带有黏液特点。因此，在呕吐物中经常看到这种体液，冬季常常显白色，鼻伤风也常见。由于黏液量增多，加之黏液聚集在一起而流动受到限制，使得胸膜炎，肺部感染，失音、咽喉肿痛，胸部、两胁、背部及腰部疼痛，神经功能紊乱，特别是中风、癫痫等疾病发作者较为常见。

⑤季节更替：冬季过后，迎来暖春，随后将是炎夏，雨水会比较丰富，各种物质由春到夏随之发生衍化。因此，夏去秋来时，痢疾、腹泻、肠溃疡以及隔日热也成为常见的疾病。

如果在冬季雨雪过多，足月顺产的婴儿禀性也会很虚弱，甚至有可能患上重病。男性易患眼疾或者出血性疾病，老年人易患感冒，并且伤及内脏。此外，湿冷的冬季易出现尿液灼热。

如果寒冬过后是一个暖春季节，那么，在夏季不仅急性发热性疾病会增多，还会出现局部感染、鼻出血、肠道松弛等疾病。因为在冬季，黏液流动受限，进入春季后黏液便会渗入人体内各脏器，并被热力所推动。多见于禀性配属偏湿性者，比如女性。败血症和脓毒症发热也很常见。若夏季多雨，则所患疾病有可能痊愈，身体保持健康，但对妇女和儿童并不适宜，原因在于，即使他们免于罹患这类疾病，也有可能患三日疟，这是因为他们的体液被氧化，身体内产生了沉淀或灰样物质，随后会出现水肿、肝脏功能下降等。

若夏季清凉干燥，秋季温暖湿润，到了冬季，易患头痛、咳嗽、喉痛和鼻衄等。若夏季炎热干燥，秋季清凉多雨，到了冬季，多见头痛、痹证、咳嗽和喉痛等；若夏季炎热，秋季清凉，则体液凝聚；若夏秋两季都偏湿热，那么体液便会增多，到了冬季致病物质就会附着、凝聚并沉淀在体内，不仅体液变得异常丰富，而且机体无法通过蒸腾作用将它们加速排出，致使体内凝聚过量的致病物质，到冬季便会出现众多的紊乱和失调，导致脓毒性疾病的发生；如果夏秋两季都比较清爽，进入冬季，对因湿而致病之人颇有益处，对女性亦然，但是这些人易患眼部干燥症、持续鼻塞流涕、急性发热、抑郁性精神疾患等。

历经干热的夏季，进入秋冬后易患咽痛、眼疾、精神抑郁、排尿困难、停经、咳痰困难、咯血等病证。

（3）居住环境：对人体产生影响的住宅区特征包括，地势高低，周边地区类型（山区、海洋、开阔或封闭），土壤情况（黏土、泥泞、富含矿物质、潮湿、沼泽），水资源丰富还是缺乏，死水还是流水，区域特点（树木葱郁、矿产丰富、坟地、动物尸首堆积、死水潭），空气纯净与否。

大气的性质与该地区的纬度、海拔高低，是否比邻山脉或海洋，盛行的风向及土地种类有关。不良的大气类型对人体伤害最大的就是能够收缩心脏、抑制呼吸、使呼吸变得困难。

①炎热地区：人们的头发黑，像胡椒花一样，消化功能减弱，因为呼吸大量消耗体液，人容易早衰，而且性格怯懦，身体发软，肤色变黑。这种情况多见于黑色人种地区。

热环境会使关节变得松弛，也会耗散体液，口渴加重，呼吸涣散，乏力、食欲下降，主因生理所需之热被体内脏器消耗所致。由于血液被高热耗散，失去本色，则皮肤表面呈香橼黄色。同时，相对于其他体液来说，黄胆汁增加了，心脏变得更加温热，体液流动并分解，进入体内空隙和较为羸弱的器官，这对健康毫无裨益。

②寒冷地区：在寒冷地区生活的人体格健壮、彪悍、勇猛，消化功能强，如果气候比较湿润，则人体形肥胖，性格粗犷。手部皮下静脉深藏，关节轮廓不分明，肤色偏白且细腻。

在寒冷环境中，容易诱发感冒，也能削弱神经系统功能，对器官的损害也很大。如果温度不太低，它将增强人体的消化功能及内脏功能，并使食欲增强。一方面，相对于热而言，冷气对健康有利；另一个方面，冷气会损害神经功能，使得毛孔收缩，迫使骨骼内的物质释放到表面。

③潮湿地区：该地区冬暖夏凉，人体面容秀美，皮肤嫩滑，锻炼时易感疲乏。但易患持续性发热、腹泻、月经过多、口疮、癫痫、痔疮等。

虽然湿润环境对许多配属都有益，如它可以改善肤色，洁净皮肤并使之柔软，使毛孔保持开放。但是，湿气也易导致残余物质腐败的发生。

④干燥地区：该地区多是炎夏寒冬，人体配属为干性，因为气候干燥，浮尘较多，所以皮肤干燥，肤色黝黑，大脑的配属也为干性。

⑤岩石、空旷地区：这些地区人体强壮结实，体毛丰富，关节宽大，配属特性为干性，精力充沛。

⑥高海拔地区：人体多健康，体格强壮，擅长体力劳动，长寿。

⑦山区与冰雪覆盖地区：人体身材高大，体格强壮，性情粗犷，这些地区多风，只要冰雪在，风对人体是有益的。当冰雪融化时，该地域就会变得闷热起来。

⑧低海拔地区：空气潮湿，夏季闷热。人体易感疲惫，性情抑郁和悲观。这种气候对肝脏功能不利。

⑨沿海地区：该地区无论是冷，还是热，均夹湿气。因此，机体可抵御外邪的侵袭。如果北风从该地区吹过，气候就会比较调和。如果南面临海，气候就会变热。

⑩北部地区：生活在北部地区的人，其特征与生活在寒冷地区的人特征相似。内脏器官体液流动受限所致的疾病较为多见。

体液壅滞过多又得不到分散就容易出现流鼻血和静脉曲张。人体活力高低，血液纯净与否是溃疡能否易于愈合的重要保证。

对女性也会有一定的影响，由于月经通道紧缩以及缺少产生月经和打开月经通道的刺激，月经会变得不规律。哺乳妇女乳汁不足，比较稠厚，因为寒冷会使流向乳房的血液减少，不足以产生足量的乳汁。如果生命力受损，就容易患产后破伤风以及消耗性疾病，因为生产时的痛苦使他们极度紧张，胸腔内静脉撕裂，神经、肌纤维裂伤的风险会大大增加。前者会导致出现肺脓肿，后者会导致阵发性痉挛。生产时过度紧张亦可以导致腹疝。

⑪南部地区：南部地区气候炎热，盛行的风对健康多不利。居住在南方的人头部多聚集了湿性体液，这些体液流到身体的下部会使肠道变得松弛，四肢变得软弱无力，感觉变得迟钝，食欲下降。体内缺乏热力，胃肠虚弱，溃疡愈合时间与硬结软化时间都会延长。

对女性的影响：月经量较大且不易止，不宜怀孕。由于妇科发病率较高，所以流产比较多见。对男性的影响：易患严重腹泻、痔疮出血、眼疾、哮喘、抽筋等发作性疾病，原因是黏液在头部发生聚集。冬季发热时间延长，且夜间发作较多；易患腹泻，急性发热少见。

⑫东部地区：若东面空旷，西面遮挡，那么该地区气候宜人，对健康有利。因为清晨太阳照射到这片区域，大气得到了净化，伴随着太阳的升起，这些洁净的空气和微风从该地区吹过，风的方向和太阳运行的方向一致。

⑬西部地区：若西面空旷，东面被遮挡，那么该地区接受太阳照射时的强度已经减弱了。因此，此地的空气不会变的稀薄或者干燥，会变得密度较大而且比较潮湿。盛行西风，夜间风较多，该地区气候与潮湿地区气候相似，人的体液配属相对较热并且重浊，空气密度较大，天气阴沉。和东部地区不同，这类地区对人的健康不利，甚至会造成伤害。这类地区气候潮湿，黏液不容易流动，人的嗓音容易变得沙哑。

第二节　外邪证候

外邪主要是外在环境改变、气候变化而导致人体内脏功能失调，禀性、气质、体液失衡的因素，多指风、寒、湿、燥、热等五种邪气。外邪为病，多侵犯肌表，或从口、鼻而入。所致疾病，常有明显的季节性。如春季多风病，夏季多热病，长夏多湿病，秋季多燥病，冬季多寒病等，一个季节也可有多种邪气致病。外邪致病常与生活地区和环境密切相关。如西北高原地区多寒病、燥病，久居潮湿环境多湿病，高温环境作业多热病等。外生邪气既可单独侵袭人体发病，如寒邪客于胃肠可致泄泻，又可两种以上相兼侵犯人体而致病，如风热感冒、寒湿困脾、风寒湿痹等。外生邪气不仅可以相互影响，而且在一定条件下，其病理性质可发生转化，如寒邪可郁而化热，湿热日久化燥伤阴，外生之邪皆可从热化火等。

一、风邪病证

风邪为病，其范围较广，变化快，遍及全身，无处不至，且能与寒、湿、燥、热等相合为病。风邪致病起病急速，病程不长。临床表现为汗出恶风，全身瘙痒，游走不定，麻木，动摇不宁，脉浮。

二、寒邪病证

寒邪为病多发于冬季，导致体温调节失控，脏器功能减退。故寒邪致病，全身或局部有明显的寒象。临床表现为一系列脏器、肢体受寒的症状和体征，如腹部冷痛、腹泻、呕吐、形寒肢冷、小便清长、无汗、筋脉拘急疼痛或屈伸不利、苔白、脉紧。

三、湿邪病证

湿邪为患，体液敷布不均，异常停聚，留滞肌肤、经脉、脏器，阻遏气之运行，故湿邪为病，多表现为水湿停聚，气行受阻的症状与体征，如头重如裹、屈伸不利、肌肤麻木不仁、胸脘痞闷不畅、不欲饮食、恶心呕吐、大便溏泻、小便混浊、舌苔厚腻、脉滑。

四、燥邪病证

燥邪为患，正常体液受损，机体失于润泽。临床表现为一系列干涩症状和体征，如皮肤干涩皲裂、鼻干咽燥、口唇燥裂、毛发干枯不荣、大便干结、干咳少痰、舌苔薄白而干燥。

五、热邪病证

热邪为患，侵伤机体，消灼体液。临床表现为热盛耗液的症状和体征，如烦渴喜饮、口舌干燥、大便秘结、小便短少、心烦失眠、狂躁妄动，甚者出现发热神昏，吐血、衄血、便血、疮疡肿痛，或头痛、目赤肿痛，或口舌生疮，或咽痛咳嗽、舌红、苔黄而干燥、脉数。

第三节　内邪证候

一、浊液证候

浊液与正常的清津、食物营养相对而言，主要指在体内产生的痰液、湿浊、黄水等致病体液。这些有害的体液，根据其变化程度，病理产物的性质和致病特点，导致疾病的类别，将它们分为痰浊、湿浊、黄水等 3 种。

1. 痰浊

《回回药方》言："因冷便生痰疾，为因吃食不能成血，未成本形，却变作痰，痰本是半消之血。"痰即人的异常体液和水谷之半消而未成精血的浊物。

在生理情况下，饮食入胃，游溢精气，经胃肠泌别清浊，生成津液，补充白体液。富余的体液，又被称作是未成熟的红体液，必要时可生成"生血"。然而，由于禀性衰败，脏器功能失常，体液盈亏失于通利，或冷或热，不能正常支配脏器，泌清别浊，体液代谢输布失调，聚化白体液及"半消""生血"或"奄闭"其他体液而成痰浊。痰既是异常体液的病理产物，又与四性气质相兼，而为疾病根源。如痰与寒兼，或与冷性气质相合，则为冷痰；痰与湿兼，或与湿性气质相合，则为湿痰；痰与热兼，或与热性气质相合，则为痰热、痰火；痰与燥兼，或与干性气质相合，则为燥痰；痰与风兼，则为风痰等。一般而言，单纯的四性气质病机根源易解易清，一旦与痰相杂、互兼，则其病性、病质与痰盘踞，胶结缠绵，清之不应，温之无动，经年累月，每致根源深而难解。痰乃体液附余，半消之水谷衍化，痰涩愈多，则体液愈伤，气质变异而禀性衰败，同时，痰之有形，遇冷凝聚，气血呆滞，遇热煎熬，气血弥散。

痰浊随气流行升降，无处不有，可直达巅顶脑间，可停于胸膈、脾胃、腰肾、经脉等处，故痰浊根源致病，病证多变。临床上，痰浊迷恋脑窍，可见头目眩晕，或呕恶，或头痛、头重；痰在胸膈，则为咳喘气逆；血痰蕴热成毒则肺生痈脓，或留痰积水；痰结乳房，则为乳癖、乳核；痰遏心脉，气血瘀滞，则为胸痹、心悸；痰在脾胃，而为呕，为吐，为噫，为哕；黑血痰毒沉淀胃及食管，则为噎膈；痰涩滞胃，则食少，腹胀成痞；痰浊肝郁、痰瘀互结，则胁痛、脾大；痰在腰肾，则尿色乳白，如米泔；浊痰结血，阻于尿道，小便淋沥涩痛甚至癃闭；痰浊下注前阴，筋脉弛缓，则成阳痿；痰在经脉，证多怪异，如关节肿痛，手足重坠，甚则关节畸形；痰浊随经筋流注全身不同部位，则腰、背、肩痛，或手不能举，或足不能步，或麻木。

2. 湿浊证候

凡临床表现为液态病理产物偏多或潴留以及症状多见重浊、沉困等特点，如浮肿、痰多、泻痢、白带多、排泄不畅、汗多、头重肢困、昏暗闭胀等，皆为湿浊证候。

湿浊之形成，多因安逸少动以及深居静处，阳气不升，坐卧风凉，起居任意，冰瓜水果，恣食为常而致。禀性衰败，体液不能正常输布，滞着脏器肌骨，淹留聚滞经脉、体窍、肚腹、脑窍；半消之血失于化生，湿性饮食无火育化，溢淹留聚成湿浊。又因湿润属地气，地气氤氲黏腻为浊；心脑脏器功能低下，分清泌浊调节机能失职，正如《回回药方》言："脑上下来的润。"

湿之质，即水也。水湿同类且含于土，故湿之常者为清液，异者为浊液。若清受污于浊，清浊不分，横流为患，此为湿浊，或恶润。《回回药方》言，"胃经、肝经、各骨节疼皆因恶润生者""恶润生凡证候"以及"身中出入气的物内有润"便是。湿浊有内外之别、黑白之分。可视之物，排出于外者为外浊，在脏器组织之间作祟的为内浊。黑者属土，气火所化，湿浊与血搏结而成者色黑，《回回药方》称作"黑血根源"；白者属水，水中合气，水谷附余属寒，积久泛滥而成为白，《回回药方》称作"白浊根源"。湿浊之性沉滞，伤人困倦乏力，肢体酸困沉重，行迟动缓，头重如裹，阻碍气机，则胸闷、腹胀、脘痞、里急后重。湿浊随风气郁伤阳气，不能施化，津液留滞。湿浊含土属地，地气氤氲黏腻污秽。浊滞体窍经脉，淹聚化腐，成疮疡、湿疹、水泡等脓水秽浊。其排泄物和分泌物，秽浊不清，可见尿液混浊、便溏、下痢赤白、黄白带下、脓痰浊涕等。湿浊性润，黏滞缠绵，浊不归道，阻塞胃肠化痞。常见二便秽气腥臭、身热不扬等湿浊症状。因其性缠绵，致病迁延，病程久，缠绵难愈。湿浊最易阻滞气机，然而气滞又反过来裹水凝血，致胀满、蛊证、结聚鼓胀。湿浊又易浸筋伤脑。气滞郁结，体液分泌失调易生湿浊，其成因正如《回回药方》言，"多有房事，或做事，或有惊恐，或上高处，或逢大喜，心经壮跳，身战"。阳气虚则蒸运无力而成为内湿，思虑过度则气结，气结则枢转不灵而成内湿，多见偏正头痛，筋松，肌骨痉挛，强直，抽搐拘挛，各骨节痛的病症。其根源多为湿浊浸筋所致，甚至"左瘫右痪""多半筋中有湿""病根是湿者"。心脑血管疾病，多源于水泛木软，火衰金坚，金木相克，"动止相缠"而病。湿浊浸筋，脑也受累。因脑为诸筋之会，"筋头是脑""头是脑之窠""动魂之器"，故上肢近湿，距脑筋亦近，包括头面筋软无力，收缩显而易见；下肢远湿，距头脑亦远，包括"下半浑身"，筋硬强直，拘挛轻微。

湿浊病理根源毕竟是水湿浊物，除裹气结血，尚兼夹寒、热。如水液混浊，若黄而黏稠者，则兼夹热；白而清稀者，则兼夹寒，而纯属湿浊根源者亦不少见。湿浊临床多表现为头重如裹、胸前作闷、口不作渴、身重而痛、乏力体倦、小便混浊、舌苔白滑、脉濡或缓。

3. 黄水证候

黄水乃半生之血及血液受染于热、湿、痰、毒，淹滞留聚，日久煎熬衰败变化而成。流行聚滞肝经，而发黄肿；流行沉淀筋骨，而致筋缩、筋松、抽搐；窜入肌肤，肌肤发黄；窜溢皮肉，皮肉臃肿重坠，便生"札瓦而西"或"阿乞刺"（皮肉坏疽、溃疡）；溢入皮肤内皮下而沉淀者，皮肤黄而瘙痒；若停聚于肝中，便生青黄，或浑身黄，或与痰湿夹杂，聚在浑身。

因血乃火其性，水其质，作用似土，载气流行。然火易成尘，水聚易腐，土便枯朽，气易奄污。故血液易被染尘，腐朽凝聚，热灼煎熬腐浊而成黄水。蕴结肝胆，多表现为胁肋胀痛、口苦、纳呆、呕恶、腹胀、大便不调、小便少而色黄、身目发黄、寒热往来、舌苔黄腻、脉滑数等。

黄水似湿，其性污秽垢腻，其所致病排泄物或分泌物秽浊不清，如尿液混浊、便溏肠垢、下痢赤白、黄白带下、脓痰浊涕，再如疮疡、湿疹、水痘等脓水秽浊色黄。

黄水因热灼煎熬，湿热搏结，性炎，动血灼津，使人的形体反应性增高，症见心烦、口渴、纳呆、呕恶、便溏、尿少、胸闷、腹胀、脘痞、肢倦、神昏、眩晕、身热不扬、苔腻、脉软无力。其病理分泌物、排泄物大多混浊黏稠。

黄水留滞停聚，最易妨碍体液及水湿运化，水聚为病，多发为头身困重、腹泻、尿少、水肿、腹水等症。故《回回药方》反复提出，肝经、胆经、脾经诸根源多为黄水病证。黄水流溢为害，即为"血满"，满者，布敷掩闭之谓也。正如《回回药方》言，"血满而形，奄物浑湿而形""病人出汗多者，断作血满，便可放血""血满者，尸强，促死"。又言，"若是七窍昏暗，动止无力者，正是血满""若有重物停在右边肋肢，满在虚胁者，病在肝经""若是有疼，沉重，满在背下腰间者，病在肾间"等，均提出"血满"是浊血黄水流溢布敷掩闭心脑、肝胆、脾胃等处致病的根源之一。

综上，黄水证候的临床表现多种多样，常见为口渴、纳呆、头身羁重、肢倦、呕恶、便溏、尿少、胸闷脘痞、腹胀、眩晕、身热不扬、水肿、腹水、苔腻、脉软无力。

二、坏血证候

坏血作为病理根源，是在内外病因作用下，脑及禀性气质调节功能障碍，造成脏器经脉、气血、体液，发生合成以及体液输布流行改变，从而使血流缓慢或停滞；或离开经脉未经消散，发生淤积、沉淀，气血由动多静少变为静多动少，使血液处于高凝状态。表现为气血体液循环输布障碍，受累脏器组织功能的无形损害和器官组织的炎肿、糜烂、坏死、硬化、增生等有形改变；筋骨肌肤出现的瘀斑、瘀块、皮下紫癜、血肿等有形有色的出血性病理改变。坏血根源，包括血行停积，血液流行缓慢不畅等血液循环输布障碍以及发生发展继发性变化的全部过程。

正如《回回药方》言，"半消之血流行至经脉，不得输布、凝聚郁滞，便成消渴、内蛊病。血淹于浊水，瘀浊泛滥致病"。其病理产物互相与异常四气兼夹，流行沉淀，聚集致病。

坏血的致病特点多为疼痛、肿块、出血、紫绀与失荣。坏血病证的临床表现为面色黧黑、肌肤甲错、毛发不荣、口唇爪甲紫暗，或皮下紫斑、疼痛如针刺刀割、痛有定处、拒按，常在夜间加剧，舌紫暗有紫斑、紫点，脉细涩或结代。

第四节　情志证候

回医学认为，自然界的"四际"气候异常与冷、热、干、湿"四性"的盛衰是致病的外在因素；气质、禀性与四体液输布的数量与质量的异常是人体发生病理变化的内在条件。疾病的产生，既与先天禀赋、气质、心性、体液及适应能力有关，又与现实社会环境中各种形色事物及所感触的情绪反映适应性有关，所以回医学非常重视情绪刺激对人体健康的影响。由此可见，情志不仅可以致病，而且在疾病的发生、发展中所表现的种种不同情感反应，也可以成为识病和预测疾病转化的依据，不同的情志刺激，对人的体液、气质禀性的损害也不尽相同。

情志反应是由于人之身心在生活适应过程中，对环境要求与自身应付能力不平衡的认识所引起的一种身心紧张状态。这种身心紧张及心理应激反应状态与许多疾病的发生发展和转归有着密切联系。由此，一种融合"生物—心理—社会"模式的概念，在生物医学领域中得到了广泛的应用。回医学早在其先贤的汉文译著中就提出了心理生理学的许多论述，特别是关于回医学心理生理理论及心理性情的致病机制方面论述颇多。

一、情志活动对健康的影响

1. 脑为灵慧、思维和形体精神活动的统一体，在情志活动中起主司和调节作用。脑在回族先贤的汉文译著中多指"心"，如言"心之妙体，为性之先天；心之方寸，为性之寄属"。又言，"先天之心为性，后天之心为郛"。又如，"心之色，又是身之拔萃；心之妙，又是性之玄机"。在论及脑的病理时，常言"心脑喜清而恶浊，乐阳而厌阴，贵高而贱下，趋吉而避凶"。其特性为"当醉梦而时醒，遇昏聩而自察，逢过衍而知悔"。其致病"惟囿于好之贪染，则魔随隙入，互相勾引，故阴气盛而阳气衰"，又因"心随性迁，命因体绊，忧愁思虑，恐惧悲欢，嗜想贪爱"，重重牵扰，使心不得其正。心不得其正，则火具心生，焚其真宝。

2. 强调精神、意识、思维活动与脑生理病理状态的相互关联性，即脑之"通无形于有形，纳有形于无形"，与情趣活动密切相关。

3. 情志对人体生命力有很大的影响作用。情绪的改变以及相关生命力的"变化"具有体内与体外、突变与渐变之分。如果身体内部有寒性，也会随生命力向外发散。因此，若生命力突然衰弱，体内之寒性就会过盛，人体内外皆有寒性，随之而来的就有可能发生晕厥，甚至死亡。如果体外有寒，体内有热，寒性就会随生命力进入体内。生命力受到制约或涣散总是突然发生的，而生命力衰弱总是逐步的。"衰弱"是指生命力受制约或涣散，是一个渐进的过程。而"自然衰老"，是指生命力缓和地、渐渐地衰退涣散的过程。生命力活动状态与情绪变化具有相关性。愤怒时，生命力突然而有力，其为向外扩张趋势；高兴、有节制的兴奋时，生命力缓慢而温和，其为向外扩张趋势；害怕、恐惧时，生命力突然而有力，其为向内收缩趋势；忧郁、精神抑郁时，生命力缓慢而温和，其为向内收缩趋势。如果两种情绪变化同时发生，生命力可能同时朝两个方向运动。满足以下两种情况便会如此：对未来有害的恐惧以及焦虑感；愤怒和忧郁同时发生，这种相反方向的运动可能会引起一种羞愧感。

4. 幻想是脑潜意识的反应。父母的精神状态可以影响后代的身体健康，如在受孕时父母双方脑中出现关于这个孩子的一些想法可能会真的实现。如果一个人专注于冥想红色的事物就会引起相应的含血体液流动。反复想自己的四肢疼痛，则可能会出现四肢疼痛。所担心想象中的事，可能真的会发生，而积极乐观的情绪会帮助自己实现想要的愿望。

二、情志致病的共同特点

1. 性情属于精神性致病的因素，发病必定与明显的精神刺激有关，但在发病过程中，性情的改变也可使病情发生明显的变化。

2. 直接影响脑和心肝，继则影响其支配器官，引起功能紊乱而成为内伤病的主要病因。反之脏器有病，也可能出现相应的性情改变或反应。

3. 性情伤及内脏、器官与否，起决定作用的是脑，其次是心、肝。因为脑是一切精神力和内外感觉力的总统，统领性情和心之灵气，肝之分泌体液功能。各种不良的性情变化、精神刺激，都会通过心脑系统干扰神经体液，使其司节失控而发病。

4. 情志活动的产生或心理应激反应的物质基础是心脑支配的脏器气血体液，尤其神经体液系统是维持身心体内环境及治理功能平衡的根本和基础，即所谓"形与神俱"。

三、心与五官之感应对健康的影响

1. 正如回族先贤所言，"所谓六源总领者，眼、耳、鼻、舌、身、心也。眼能观，耳能听，鼻能嗅，舌能言，身能应物，心能参理"。又言"人之身，统括一切所有之身；人之心，包总一切所有之心；人之性，浑含一切所有之性，是以人为万物之灵也"。在论及五官与心的关系时言："视不审，则心为色乱，而眼之关破；听不审，则心为声乱，而耳之关破；嗅不审，则心为香乱，而鼻之关破；食不审，则心为昧乱，而口之关破。四关破，则周身不周，百骸乱，防守无力，学问不进，学识不精，思乱体溃，病由此而生。"

2. 六源失常的致病特点：眼官正常时，光明无碍，辨察天地万物之有形者；异常时，青盲障翳形色不分。耳官正常时，聪慧无碍，辨聆天地万物之声音；异常时，痈毒鼓耳，声响不闻。鼻官正常时，呼吸无碍，辨嗅天地万物之气者；异常时，肺毒涕壅，清浊反常。舌官正常时，谈论咀嚼，辨尝天地万物之味者；异常时，癫狂醉梦，滋味反常。身体正常时，动静如意，辨感天地万物曲直周旋；异常时，风瘫麻木，百节拘挛。心性正常时，语默任凭，辨谈天地万物之形色气味者；异常时，不能察识物理，分别真伪，任性恣欲，喜怒悲伤，恐惧哀乐，以成疾病。人体之异常，侵于性；性之异常，侵于心，而心之暗黑，蔽于命，这是影响健康和引发疾病的重要因素。

四、情志所伤证

情志主要包括喜、怒、忧、思、悲、恐、惊。情志证候的发病多由于外界的刺激，使精神发生变化，造成情志过度兴奋或抑制，从而损伤脏器，而出现各种疾患。

1. 喜伤证候

情志中的"喜"，是心情愉快的表现，表达了人的喜悦之情。喜悦时人体气血运行加速，面色红润，御寒能力、抗病能力提高。超乎常态的"喜"，会促使心神不安，甚至语无伦次、举止失常。过喜的异常情志可导致一些精神、心血管方面的疾病发生，严重者还可危及人的生命，如大喜时造成中风或突然死亡，因此喜乐当适度。喜则意和气畅，动静舒调，但过度会走向反面。

临床上，喜伤证候常表现为心悸、失眠、多梦、健忘、多汗、胸闷、头晕、头痛、心前区疼痛，甚至神志错乱、喜笑不休、悲伤欲哭、多疑善虑、惊恐不安等症状。另外，过度喜悦能引起心跳加快，头目眩晕而不能自控，某些冠心病患者亦因过度兴奋而诱发心绞痛或心肌梗死。

2. 怒伤证候

"怒"是个人的意志和活动遭受到挫折或某些目的不能达到时，所表现的以情绪紧张为主的一种情志活动。怒有积极的一面，即指对个人和社会产生积极的作用，如战前动员要鼓舞战士的士气，包括激起战士对敌人的仇恨和愤怒，使之在战斗时化为巨大的战斗力。怒又有消极的一面，即指对个人和社会产生消极和不良的影响。暂时的、轻度的发怒，能使压抑的情绪得到发泄，从而缓解紧张的精神状态，有助于气机的疏泄条达，以维持体内环境的平衡。过度的发怒是人一旦遇到不合理的事情，或因事未遂，而出现的气愤不平、怒气勃发的现象。

临床上，怒伤证候常表现为胸胁胀痛、烦躁不安、头昏目眩、面红目赤、闷闷不乐、喜太息、嗳气、呃逆等症状。对患有心脑血管病者，怒火可导致病情加重，诱发中风、心肌梗死等，出现呕血、昏厥，甚至危及性命。

3. 忧（悲）伤证候

"忧"指忧愁而沉郁，表现为忧心忡忡、愁眉苦脸而整日长吁短叹，垂头丧气。"忧"进一步发展，可成为"悲"，是由于哀伤、痛苦而产生的一种情态，表现为面色惨淡，神气不足，偶有所触及，即泪涌欲哭或悲痛欲绝。人在悲伤忧愁时，可使肺气抑郁，耗散气阴，易致感冒、咳嗽、肺痨等病证。情绪抑郁还可出现某些皮肤病，如荨麻疹、斑秃、牛皮癣等。当人因忧愁而哭泣时，会痛哭流涕，忧愁悲伤哭泣过多会导致声音嘶哑，呼吸急促等。

临床上，忧愁日久不解，耗伤人的体液，即成忧伤证候，表现为情志抑郁，闷闷不乐，神疲乏力，食欲不佳，脉涩等。

4. 思伤证候

"思"是精神高度集中地思考、谋虑的一种情志。思虑过度会导致胃肠消化功能减弱，出现饮食无味，食欲下降。

临床上，思虑太过，耗伤气血体液，影响脾脏功能和四液输布，表现为头昏、心悸、健忘、睡眠不佳、形体消瘦、乏力、腹胀便溏、舌淡、脉缓等症状，妇女出现月经量少、经期紊乱。

5. 恐（惊）伤证候

"恐"，是因精神极度紧张而引起的惧怕、胆怯。"惊"是突然遇到非常事变，导致精神卒然紧张。惊与恐不同，惊是自己不知道而惊吓，恐是自己知道而恐惧。惊恐是人对外界突发刺激的应激反应。惊恐在正常情况下对人体有一定益处，可引起警觉，避免机体遭到危害。但在受到剧烈惊恐时，则易引起人体机能失常，出现大小便失禁，甚至突然昏厥，不省人事。

临床上，惊恐过度会耗伤气液，出现神志异常。表现为二便失禁，遗精滑泄，怵惕不安，常欲闭户独处，如恐人将捕之。

第五节　饮食所伤证候

饮食对机体的影响分为以下几方面。

1. 属性的影响

热性与寒性的饮食，因其属性温热而使机体生热，因其属性寒凉而使机体变凉，尽管这些属性尚未使饮食中的物质同化成为身体的组成部分。

2. 物质成分的影响

一是饮食在消化吸收过程中改变了原来的属性以接受一个或多个脏器的"质"；二是食物所组成的物质在整个消化吸收过程中不必改变自己原来的性质，便可接受其他脏器的"质"。

3. 物质作为整体的影响

指一种特殊的"形式"，也是基于食物自身的功能，这种功能与它是否转变为身体组织无关，与机体对它是否适应和喜好也无关，也并非因其具有发生作用的功能特性而发生作用，这种物质原本就拥有这种功能特性。当机体的转化本能把原本拥有的一种物质进行转变时，这种物质便拥有了以下作用：首先补充机体的消耗，由此增加血液中机体所需之热，然后原本保留在食物中的基本属性发挥了作用。

饮食的性质和数量都对人体产生影响，它们或有益或有害。饮食偏于中性是适度的，过寒、过热都会对机体造成伤害。饮食量的变化主要体现在两个方面：一是因为营养物质不断增加，导致机体对食物产生排斥，胃肠阻滞由此产生，并发生了腐熟；二是饮食量减少，导致机体被消耗，身体组织变得干枯。营养量摄入得越多，身体就变得越凉，直到营养素开始分解，分解过程是产热的。

临床上，饮食所伤证候多表现为：饮食伤在胃，则胃痛，恶闻食臭，饮食不佳，胸膈痞满，嗳腐吞酸，舌苔厚腻，脉滑有力；饮食伤在肠，则腹痛，泄泻；一般饮食伤，脉见滑疾或沉实，舌苔厚腻或黄；若不慎误食有毒之物，则恶心呕吐，或吐泻交作，腹痛如绞。

第六节　劳逸所伤证候

体力活动和休息对人的影响取决于体力活动强度、活动量大小以及休息时间长短。各种强度的体力活动都会提升机体所需之热，体力活动强度的高或低或是否休息，在提升机体所需之热方面区别并不大，即使体力活动会消耗一部分机体所需之热，那也只是很小的一部分。机体所需之热的消耗是逐步的，而体力活动所产生的机体所需之热要比消耗的多，如果体力劳动强度过大或者休息时间过长，都会使身体变凉，这是因为身体自然的热量耗散很多。如果体力活动需要接触某些物质，那么体力活动的效果通常会得到加强，当然有时也会产生相反的影响，如果一项体力劳动是漂洗，那么寒性和湿性的影响就会加强。如果一项体力劳动与热有关，那么人体就会产生更多的热，身体还会变得干燥。休息能让身体凉下来，这是由于激发起来的热量消失了，而机体所需之热并没有得到蒸发。休息也会让人感到气机郁闭与潮湿，这是因为休息状态下体内的废物得不到排泄。

临床上，劳逸所伤证候多表现为：过劳，则倦怠无力、嗜卧、懒言、饮食减退、脉缓大或浮或细等；过逸，则体胖、行动不便、动则喘咳、心悸气短、肢软无力。

第七节　外伤证候

外伤，指受到外界创伤，如金刃、跌打、兽类咬伤及毒虫螫伤等所引起的局部及整体所表现的症状。与此同时，还应查明发病的原因，注意其气血、脏器、经脉所在的病变及其发展趋向。

一、金刃所伤证

金刃伤，指由金属器刃损伤肢体所致的创伤。伤后挟感毒邪溃烂成疮者，称为金疮。

临床表现为：局部破损出血、疼痛红肿，若伤筋折骨，则流血不止，疼痛尤为剧烈，并常因出血过多，引起面色苍白、汗出、头晕、眼黑等虚脱证候。若伤处风邪毒气侵入，则为破伤风，表现为寒热错杂、筋惕、牙关紧闭不开、面如苦笑、阵发筋肉抽搐、角弓反张等。

二、虫兽所伤证

虫兽伤，即虫兽等各类动物致人的伤害，如蛇、犬咬伤，蜂、蝎、毛虫等昆虫螫刺伤。虫兽伤分无毒和有毒两种。

虫兽伤，因昆虫螫刺、叮咬，或兽类咬伤从局部染毒而发病。临床表现为，轻则局部红肿、疼痛、麻木，或发疹，重则牵引四肢发麻或痛甚，头晕、胸闷，亦有瘀斑及出血者；若为狂犬咬伤，发作时，则有恐水、畏光、畏声等症。

三、跌仆所伤证

跌仆伤，即因跌仆、殴打、闪压、运动而导致的损伤，以及从高处坠下而致的创伤。临床表现为伤处多有疼痛、肿胀、伤筋、破损、出血、骨折、脱臼等；若因挤压，或从高处坠下，可引起吐血、便血；若陷骨伤脑，则头晕不举、戴眼直视、口不能语，乃至昏厥等。

第十四章　脏器辨证

脏器辨证，是在认识脏器生理功能、病变特点的基础上，将各种诊法所收集的症状、体征及有关病情资料，进行综合分析，从而判断疾病所在脏器部位的一种辨证方法。简言之，即以脏器病位为纲，对疾病进行辨证。脏器辨证能够较为准确地辨明病变的部位。

回医理论中的脏器主要包括脑、心、肺、肝、脾、肾、胃肠、胆、膀胱、胞宫和骨。

第一节　脑病证

回医学对脑的探索与元、明时期的伊斯兰医学四体液和生理解剖学有关。刘智《天方性理》言，"一身之体窍，皆脏腑之所关合，而其最有关合于周身之体窍者，唯脑"。脑纳有形于无形，通无形于有形，统率思维情志活动，与经脉联系，主司神经思维活动，主宰和调节生理生化运动。凡目之所视，耳之所闻，心之所知，皆由外感觉器官接纳有形色的感知，通过相联系的经脉，将感知印象传递到大脑内感觉，经大脑内感觉"无形"的联想、分析、思考、记忆和想象能力，收纳而藏印于内，故脑有收纳之功能。因脑寓有"无形"之"总觉之德"，且依靠经脉与人体内外、上下、左右相联系，故具有掌控全身的作用。

只有脑的功能正常发挥，各个脏器的机能才能得以正常运行，生命运动的动力、发生、调控、传送、演化过程才能有序进行。脑直接影响着个体生命的各个机能（营养力、生长力、生殖力），如促进新陈代谢和机体生长发育，支配神经、体液输布与正常反射能力，维护肢体平衡与运动，主宰和调节生理生化活动等。

回医认为，元气化育阴阳、清浊。四元、四液和四性分施协调均衡，则大脑灵明、总觉之力应畅，收纳通使正常。人体禀性与脑关系最为密切，禀"土"气者，脑"干"也；禀"风"气者，脑"湿"也。干湿相宜，不偏不倚，脑之"纳""通"才能保持正常。若在病理情况下，脑偏干或偏湿，皆影响脑之总觉之力。禀"火"气者，脑"热"也；禀"水"气者，脑"冷"也。寒热相益，不胜不衰，脑之总觉力才能保持正常。水足髓充，则元神精湛，而强记不忘。在病理状况下，热胜，则热与阴争于内，"纳"载受碍，受印形色恰似过目烟云，无力"纳"藏于内。若火炎髓竭，神渐昏，未老健忘，将成劳损。冷（寒）胜，则脑与阳争于外，妨碍"通"使传导能力。脑之总觉力因冷凝滞经脉而不得通达于外。总之，寒、热偏胜，脑髓精气不足，灵明低下，志昏力疲，皆影响百体之知觉运动。

回医认为，若脑主宰生命活动功能失常，则脏器组织失其所主，功能紊乱，生命活动障碍而诸病蜂起，甚则生命活动终止。若精髓亏虚，脑海不足，则脑主管精神和思维功能失常，可见精神萎靡、意识模糊、思维迟钝、健忘呆滞、情志异常、失眠多梦等；若痰火上扰于脑，可见精神错乱、意识昏愦或狂躁等。若脑主管感觉及肢体运动的功能失常，则视物不明、听觉失聪、嗅觉不灵、感觉呆滞、步履维艰、语言謇涩、运动障碍等。

1. 脑寒证

脑寒证是指寒邪上犯脑窍所表现的证候。临床表现为：面容惨淡，微带青晦，四肢不温，扪触头皮微热，但自觉头内冷痛，以巅顶及前额为甚，畏风，常欲蒙被而睡，头晕目眩，舌淡胖嫩，苔白滑，脉沉紧而弦。

2、脑热证

脑热证是指热邪上攻于脑所表现的证候。多见于小儿，因肺脏壅滞有热，上攻于脑，而令脑热。临床表现为：面红，目赤，眼中红筋显露，流泪畏光，头痛、头眩，闷热，鼻干，口渴，心烦，不寐等。

3. 脑瘀证

脑瘀证是指瘀血阻滞脑窍经脉所表现的证候。多由局部外伤后，或久病入络，瘀血内停，阻塞脑窍所致。临床表现为：头痛、头晕经久不愈，痛处固定不移，痛如锥刺，或头部外伤后昏不知人，或健忘、失眠、心悸，或面晦不泽，舌质紫暗，或有瘀点瘀斑，脉细涩。

第二节　心脏病证

回医认为，心取南方之土而成。因南方属火、土色赤、性燥，其情热，其声洪。故心主火而应夏，其位南，于身为舌而言发。

心居胸中，两肺之间，膈膜之上，内有孔窍相通，外有心包护卫。心具有推动血液和体液运行及主管生命、精神活动的功能。

心的病变主要表现为血液运行和神志活动的异常。因此，心脏病证常见心悸、怔忡、心痛、心烦、失眠、神昏、神志错乱、口舌生疮等。

1. 心寒证

心寒证是指心脏阳气虚衰所表现的证候。凡心气虚甚，寒邪伤阳，汗下太过等均可引起此证。临床表现为：心悸、怔忡、心痛、胸闷气短，活动后加重，面色淡白或㿠白、畏寒肢冷、舌淡胖、苔白滑、脉微细。

2. 心热证

心热证是指心火炽盛所表现的证候。凡情志、外邪化火，或因劳倦，或进食辛辣厚味均能引起此证。临床表现为：心中烦怒、夜寐不安、面赤口渴、溲黄便干，或见狂躁谵语、吐血衄血、肌肤疮疡、红肿热痛、口舌生疮、舌尖红绛、脉数有力。

3. 心虚内热证

心虚内热证是指心阴不足，虚热内盛所表现的证候。临床表现为：心悸、怔忡、失眠多梦、五心烦热、潮热、盗汗、两颧发红、舌红、少津、脉细数。

4. 心脉痹阻证

心脉痹阻证是指心脏脉络在各种致病因素作用下导致痹阻不通的证候。常由年高体弱或病久体虚以致瘀阻、痰凝、寒滞、气郁而发作。临床表现为：心悸、怔忡、心胸憋闷疼痛，痛引肩背内臂，时发时止。若痛如针刺，并见舌紫暗有紫斑、紫点，脉细涩或结代，为瘀阻心脉。若为闷痛，并见体胖痰多、身重困倦、舌苔白腻、脉沉滑，为痰阻心脉。若剧痛暴作，并见畏寒肢冷、得温痛缓、舌淡苔白、脉沉迟或沉紧，为寒凝之象。若疼痛而胀，且发作时与情志有关，舌淡红、苔薄白、脉弦，为气滞之证。

第三节 肺脏病证

回医认为，肺取西方之土而成，因西方属金、土色白、性刚，其情短，其声厉，故肺主金而应秋，其位西，于身为鼻而气通。

肺位胸腔，分居左右，上连气道，喉为门户。肺在人体脏器中位置最高，覆盖于其他脏器之上。肺具有主宣发肃降，主呼吸之气，主管气的生成，调节全身气机，助心行血，促进水液输布和排泄，通调水道等功能。

肺脏病变主要表现为气和体液输布的异常，常见症状有咳嗽、气喘、吐痰、胸痛、咯血、声音嘶哑、鼻塞流涕、水肿等。

1. 肺寒证

肺寒证是指风寒邪气侵袭肺脏所出现的证候。临床表现为：咳嗽，痰稀薄色白、鼻塞流清涕、微微恶寒、轻度发热、无汗、苔白、脉浮紧。

2. 肺热证

肺热证是指风热邪气侵犯肺脏所出现的证候。临床表现：咳嗽，痰稠色黄、鼻塞流黄浊涕、身热、微恶风寒、口干、咽痛、舌尖红、苔薄黄、脉浮数。

3. 肺燥证

肺燥证是指燥邪犯肺，耗伤津液所出现的证候。临床表现为：干咳无痰，或痰少而黏，不易咳出，唇、舌、咽、鼻干燥欠润，身热恶寒，胸痛咯血，舌质红、苔白或黄、脉数。

4. 肺湿证

肺湿证是指痰浊和湿浊阻滞肺脏所表现的证候。多由禀性衰败、白液质失衡，或久咳伤肺，或感受寒湿等病邪引起。临床表现为：咳嗽，痰多质黏色白易咯，胸闷，甚则气喘痰鸣，舌淡、苔白腻、脉滑。

5. 肺气虚证

肺气虚证是指肺脏虚弱、肺气不足所表现的证候。多由禀性衰败、久病咳喘，或气的生化不足所致。临床表现为：咳喘无力、气少不足以息、动则益甚、体倦懒言、声音低怯、痰多清稀，或自汗畏风、易于感冒、舌淡、苔白、脉虚弱。

6. 肺阴虚证

肺阴虚证是指肺脏虚弱，体液失衡，虚热内生所表现的证候。多由禀性衰败、久咳伤阴、痨虫袭肺，或热病后期阴津损伤所致。临床表现为：干咳无痰，或痰少而黏、口燥咽干、形体消瘦、午后潮热、五心烦热、盗汗、颧红，甚则痰中带血、声音嘶哑、舌红少津、脉细数。

第四节 肝脏病证

回医认为，肝取东方之土而成。因东方属木、土色青、性柔，其情长，其声和。故肝主木而应春，其位东，于身为筋而力生。

肝位居膈下，腹腔之右胁内。具有疏泄气机，调节体液、血液的功能，该功能正常则使全身气血运行、情志反应、津液输布、脏器组织功能活动均处于协调和畅的状态；具有贮藏血液，调节血流量及防止出血的功能。

肝脏病变主要表现为，疏通全身气机和调节体液、血液功能的异常，常见的症状有胸胁、乳房、少腹胀痛或窜痛，头部胀痛，头晕目眩，情志抑郁，或急躁易怒，肢麻手颤，四肢抽搐，腹胀腹泻，目疾，月经不调，睾丸疼痛等。

1. 肝热证

肝热证是指肝脏之火上逆所表现的证候。多因情志不遂，肝郁化火，或热邪内犯等引起。临床表现为：头晕胀痛，面红目赤，口苦口干，急躁易怒，不眠或噩梦纷纭，胁肋灼痛，便秘，尿黄，耳鸣如潮，吐血衄血，舌红，苔黄，脉弦数。

2. 肝郁证

肝郁证是指禀性衰败，肝脏气机郁滞而表现的证候。多因情志抑郁，或突然的精神刺激以及其他病邪的侵扰而发病。临床表现为：胸胁或少腹胀闷窜痛，胸闷喜太息，情志抑郁易怒，或颈部瘿瘤，或痞块，妇女可见乳房作胀疼痛，月经不调，甚则闭经。

3. 肝血虚证

肝血虚证是指肝脏血液亏虚所表现的证候。多因禀性衰败，肝脏虚弱，生化之源不足，或慢性病耗伤肝血，或失血过多所致。临床表现为：眩晕耳鸣，面白无华，爪甲不荣，夜寐多梦，视力减退或雀目，肢体麻木，关节拘急不利，手足震颤，肌肉跳动，妇女常见月经量少、色淡，甚则经闭，舌淡，苔白，脉弦细。

4. 肝阴虚证

肝阴虚证是指禀性衰败，肝脏虚弱，血液和体液不足所表现的证候。多由情志不遂，气郁化火，或慢性疾病、温热病等耗伤体液引起。临床表现为：头晕耳鸣，两目干涩，面部烘热，胁肋灼痛，五心烦热，潮热盗汗，口咽干燥，或见手足蠕动，舌红少津，脉弦细数。

5. 肝阳上亢证

肝阳上亢证是指肝脏体液精血亏虚，不能制阳，致使肝阳偏亢所表现的证候。多因情志过极或肝脏体液精血亏虚，不能制阳而发病。临床表现为：眩晕耳鸣，头目胀痛，面红目赤，急躁易怒，心悸健忘，失眠多梦，腰膝酸软，头重脚轻，舌红，少苔，脉弦有力。

6. 肝阳化风证

肝阳化风证是指肝阳亢逆无制而表现动风的证候。多因肝脏体液精血久亏，肝阳失潜而暴发。临床表现为：眩晕欲仆，头摇而痛，项强肢颤，语言謇涩，手足麻木，步履不正，或猝然昏倒，不省人事，口眼歪斜，半身不遂，舌强不语，喉中痰鸣，舌红，苔白或腻，脉弦有力。

7. 肝胆湿热证

肝胆湿热证是指湿热蕴于肝胆所表现的证候。多由感受湿热之邪，或偏嗜肥甘厚腻，酿湿生热，或脾胃失健，湿邪内生，郁而化热所致。临床表现为：胁肋胀痛，或有痞块，口苦，腹胀，纳少呕恶，大便不调，小便短赤，或寒热往来，或身目发黄，或阴部湿疹，或睾丸肿胀热痛，或带浊阴痒，舌红，苔黄腻，脉弦数。

第五节　脾脏病证

回医认为，脾取中央之土而成，因中央属土、土色黄、性浊，其情深，其声沉，故脾主土而应四季，其位中，于身为形而色润。

脾位于腹腔的左上方，左季肋区胃底与膈之间。具有运化水谷，统调血液、体液的功能。

脾的病变主要体现在脾脏虚弱，运化功能失常，统摄血液体液功能的障碍，以及湿浊潴留，清阳不升等方面。脾病常见腹胀腹痛，泄泻便溏，浮肿，出血等症。

1. 脾脏寒湿证

脾脏寒湿证是指寒邪湿浊侵袭脾脏而表现的证候。多由饮食不节，过食生冷，淋雨涉水，居处潮湿以及内湿素盛等因素引起。临床表现为：脘腹痞闷胀痛，食少便溏，泛恶欲吐，口淡不渴，头身困重，面色晦黄，或肌肤面目发黄，黄色晦暗如烟熏，或肢体浮肿，小便短少，舌淡胖，苔白腻，脉濡缓。

2. 脾脏湿热证

脾脏湿热证是指湿浊化热内蕴脾脏所表现的证候。常因受湿热外邪，或过食肥甘酒酪酿湿生热所致。临床表现为：脘腹痞闷，纳呆呕恶，便溏尿黄，肢体困重，或面目肌肤发黄，色泽鲜明如橘皮，皮肤发痒，或身热起伏，汗出热不解，舌红，苔黄腻，脉濡数。

3. 脾气虚证

脾气虚证是指禀性衰败，脾脏虚弱，运化失健所表现的证候。多因饮食失调，劳累过度，以及其他急慢性疾患耗伤脾气所致。临床表现为：纳少腹胀，饭后尤甚，大便溏薄，肢体倦怠，少气懒言，面色萎黄，形体消瘦或浮肿，舌淡，苔白，脉缓弱。

4. 脾阳虚证

脾阳虚证是指禀性衰败，脾脏虚弱，阴寒内盛所表现的证候。多由脾气虚发展而来，或过食生冷，或肾阳虚，火不生土所致。临床表现为：腹胀纳少，腹痛喜温喜按，畏寒肢冷，大便溏薄清稀，或肢体困重，或周身浮肿，小便不利，或白带量多质稀，舌淡胖，苔白滑，脉沉迟无力。

5. 脾气下陷证

脾气下陷证是指脾气亏虚，升举无力而反下陷所表现的证候。多由脾脏气虚进一步发展，或久泄久痢，或劳累过度所致。临床表现为：脘腹重坠作胀，食后尤甚，气少乏力，肢体倦怠，声低懒言，头晕目眩，或便意频数，肛门坠重，或久痢不止，甚或脱肛，或子宫下垂，或小便浑浊如米泔，舌淡，苔白，脉弱。

6. 脾虚失血证

脾虚失血证是指脾气亏虚不能统摄血液体液所表现的证候。多由久病脾虚，或劳倦伤脾等引起。临床表现为：便血，尿血，肌衄，齿衄，食少便溏，神疲乏力，少气懒言，面色无华，或妇女月经过多，崩漏，舌淡，苔白，脉细弱。

第六节 肾脏病证

回医认为，肾取北方之土而成，因北方届水、土色黑、性弱，其情活，其声悠。故肾主水而应冬，其位北，于身为耳而听闻。

肾位居腰脊两旁，左右各一。具有封藏精气、主生长发育与生殖的功能。肾脏病变常见症状有腰膝酸软，头晕耳鸣，发脱齿摇，遗精早泄，阳痿不育，浮肿，气喘，二便异常等。

1. 肾虚寒证

肾虚寒证是指禀性衰败，肾脏阳气虚衰，寒冷内盛所表现的证候。多由素体阳虚，或年高肾亏，或久病伤肾以及房劳过度等因素引起。临床表现为：腰膝酸软而痛，畏寒肢冷，尤以下肢为甚，精神萎靡，面色㿠白或黧黑，或男子阳痿、女子宫寒不孕，或大便久泄不止，完谷不化，五更泄泻，或浮肿，腰以下为甚，按之没指，甚则腹部胀满，全身肿胀，心悸咳喘，舌淡胖，苔白，脉沉弱。

2. 肾虚热证

肾虚热证是指禀性衰败，肾脏阴液不足，虚热内盛所表现的证候。多由久病伤肾，或禀赋不足，房事过度，或过服温燥劫阴之品所致。临床表现为：腰膝酸痛，眩晕耳鸣，失眠多梦，男子遗精早泄，女子经少经闭，或见崩漏，形体消瘦，潮热盗汗，五心烦热，咽干颧红，溲黄便干，舌红少津，脉细数。

3. 肾精不足证

肾精不足证是指禀性衰败，肾精亏损表现的证候。多因禀赋不足，先天发育不良，或后天调养失宜，或房劳过度，或久病伤肾所致。临床表现为：男子精少不育，女子经闭不孕，性机能减退，小儿发育迟缓，身材矮小，智力和动作迟钝，囟门迟闭，骨骼痿软，成人早衰，发脱齿摇，耳鸣耳聋，健忘恍惚，动作迟缓，足痿无力，精神呆钝，舌瘦，脉细无力。

4. 肾气不固证

肾气不固证是指禀性衰败，肾脏虚弱，固摄无权所表现的证候。多因年高肾气亏虚，或年幼肾气未充，或房事过度，或久病伤肾所致。临床表现为：神疲耳鸣，腰膝酸软，小便频数而清，或尿后余沥不尽，或遗尿失禁，或夜尿频多，男子滑精早泄，女子白带清稀，胎动易滑，舌淡，苔白，脉沉弱。

5. 肾不纳气证

肾不纳气证是指禀性衰败，肾脏虚弱，气不归元所表现的证候。多由久病咳喘，肺虚及肾，或劳伤肾气所致。临床表现为：久病咳喘，呼多吸少，气不得续，动则喘息益甚，自汗神疲，声音低怯，腰膝酸软，舌淡苔白，脉沉弱；或喘息加剧，冷汗淋漓，肢冷面青，脉浮大无根；或气短息促，面赤心烦，咽干口燥，舌红，脉细数。

第七节 胃肠病证

回医认为，胃居膈下，上接食管，下通小肠。小肠位于腹中，包括十二指肠、空肠和回肠，上接幽门，与胃相通；下连阑门，与大肠连接。大肠位居腹中，其上口在阑门处与小肠相接，其下端为肛门。胃肠的主要功能是消化吸收饮食物，包括消化食糜、吸收精微和传输糟粕。

1. 胃寒证

胃寒证是指禀性衰败，胃虚弱或寒冷过盛所致的寒凝气滞、消化障碍所表现的证候。多由饮食不节，过食寒凉或外感寒邪直中于里导致胃之气血凝滞所致。临床表现为：自觉胃中冷痛，甚如伏冰，泛吐清水，胀满，遇寒痛甚，得温则缓，口不渴或渴喜热饮，舌淡，苔白滑，脉弦迟。

2. 胃热证

胃热证是指在各种病因作用下，出现的胃热过盛、胃功能亢进所表现的证候。多因平素嗜食辛辣，化热生火，或情志不遂，气郁化火，或热邪内犯等所致。临床表现为：胃灼痛，吞酸嘈杂，或食入即吐，或渴喜冷饮，消谷善饥，或牙龈肿痛，齿衄，口臭，大便秘结，小便短赤，舌红，苔黄，脉数而有力。

3. 胃气壅滞证

胃气壅滞证是指胃的气机壅滞，消化吸收功能失调所表现的证候。多因情志不遂或外邪侵袭所致。临床表现为：胃部胀满疼痛，走窜不定，痛而欲泻，泻而不爽，嗳气，肠鸣，或大便秘结，苔厚，脉弦。

4. 伤食滞胃证

伤食滞胃证是指食物停滞于胃不能腐熟所表现的证候。多由饮食不节，暴饮暴食，或胃素虚弱，运化失健等因素引起。临床表现为：胃胀、胃痛，嗳气吞酸或呕吐酸腐食物，吐后胀痛得减，或矢气便溏，泻下物酸腐臭秽，舌苔厚腻，脉滑。

5. 胃瘀血证

胃瘀血证是指禀性衰败，外伤金刃或虫毒饮食等致使胃脉运行不畅，甚至停滞凝聚，或离经之血积于胃所表现的证候。多由郁怒、忧思日久，而致气机不畅，血行不利，瘀阻于胃，或损伤血脉，瘀阻于胃，或久病体虚，阳气推动血液流行之力减弱而致。临床表现为：胃痛，痛有定处而拒按，痛如针刺或刀割，吐血紫黑，有瘀块，面色晦暗，舌见紫斑，脉涩。

6. 胃气虚证

胃气虚证是指禀性衰败，胃气虚弱导致胃之受纳和腐热水谷功能减弱所表现的证候。多由饮食不节，暴饮暴食，日久损伤胃气，或劳倦虚损，或过用苦寒、吐利之品，损伤胃气所致。临床表现为：胃脘隐痛，按之痛减，不思饮食，或食后不易消化，或食入则吐，少气懒言，语声低微，面色萎黄，舌淡，苔白，脉虚弱。

7. 胃液虚证

胃液虚证是指禀性衰败，热邪内盛引起胃液耗损，失于荣养、滋润所表现的证候。多由胃病久延不愈，或热病后期体液未复，或平素嗜食辛辣，或情志不遂，气郁化火使胃液耗伤而致。临床表现为：胃隐痛，饥不欲食，口燥咽干，大便干结，或干呕呃逆，舌红少津，脉细数。

8. 小肠寒证

小肠寒证是指小肠受到外界寒冷邪气侵袭所表现的证候。临床表现为：腹痛，肠鸣泄泻，小便频数短少，苔白，脉迟缓。

9. 小肠热证

小肠热证是指小肠内热炽盛所表现的证候。临床表现为：心烦口渴，口舌生疮，小便赤涩，尿道灼痛，尿血，舌红，苔黄，脉数。

10. 大肠寒证

大肠寒证是指大肠受到寒冷邪气侵袭或自身阳气虚衰，不能温煦所表现的证候。临床表现为：下利无度，或大便失禁，甚则脱肛，腹痛隐隐，喜温喜按，舌淡，苔白滑，脉弱。

11. 大肠燥结证

大肠燥结证是指体液不足，不能濡润大肠所表现的证候。多由素体阴亏，或久病伤阴，或热病后体液耗伤，或妇女产后出血过多等因素所致。临床表现为：大便秘结干燥，难以排出，常数日一行，口干咽燥，口臭，头晕，舌红少津，脉细涩。

12. 大肠湿热证

大肠湿热证是指湿浊热邪侵袭大肠所表现的证候。多因感受湿浊热邪，或饮食不节等引起。临床表现为：腹痛，下痢脓血，里急后重，或暴注下泻，色黄而臭，肛门灼热，小便短赤，身热口渴，舌红，苔黄腻，脉滑数或濡数。

第八节 胆病证

胆位于胁下，附于肝，与肝相连，贮藏来自肝脏分泌之胆汁，注入肠中，以助消化，只贮藏胆汁而不接受水谷糟粕。胆气与人的精神情志活动有关，有主决断的功能。

1. **胆寒证**

胆寒证是指寒冷邪气阻滞于胆，胆汁疏通不利所表现的证候。多因外受寒冷或苦寒之剂用之过多所致。临床表现为：周身乏力，纳少腹胀，恶心欲呕，口苦，右胁下痛，头晕头痛，舌苔白厚而腻，脉弦细。

2. **胆热证**

胆热证是指感受热邪，或湿浊之邪，或饮食乳酪煎炸之品，郁而化热，熏蒸胆汁，胆汁上逆或外溢所表现的证候。临床表现为：胸胁苦满，或胁肋肩背疼痛，口苦咽干，寒热往来，恶心，呕吐黄水，或身目发黄，舌红，苔黄腻，脉弦数。

3. **胆气虚证**

胆气虚证是指由于禀赋不足，胆素虚弱所引起的以胆怯、惊悸为主的证候。临床表现为：胆怯，惊恐，遇事不决，夜寐不安，多梦，气短乏力，头目眩晕，舌质淡红，脉弦细。

第九节　膀胱病证

膀胱位于下腹部，居肾之下，大肠之前，是一个中空的囊状器官。其上有输尿管与肾相连，其下有尿道，开口于前阴。膀胱具有储尿、排尿作用。

1. **膀胱虚寒证**

膀胱虚寒证是指多因禀性衰败，膀胱虚弱，寒冷邪气客于膀胱所表现的证候。临床表现为：小便频数而清，小便不禁，或淋沥不尽，尿多色白，面黑胫酸，漏精稠厚如米泔水，苔薄润，脉细弱。

2. **膀胱热证**

膀胱热证是指热邪客于膀胱所表现的证候。临床表现为：小便不通，尿黄赤色，腰痛不可俯仰，口舌燥，咽肿痛，肢体沉重，四肢气满，面肿目黄，苔黄，脉弦数。

3. 膀胱湿热证

膀胱湿热证是指湿浊热邪蕴结膀胱所表现的证候。多由感受湿热，或饮食不节，湿热内生，下注膀胱所致。临床表现为：尿频尿急，排尿艰涩，尿道灼痛，尿黄赤浑浊或尿血，或有砂石，小腹痛胀急迫，或伴见发热，腰酸胀痛，舌红，苔黄腻，脉滑数。

第十节　胞宫病证

胞宫居小腹正中，前扁后凸，呈倒置的梨状，子宫上接输卵管，下续于阴道，其生理功能为主月经来潮和孕育胎儿。外感邪气，情志内伤，劳倦过度，房事不节，生育过多等原因，皆可导致胞宫的病变。

1. 胞宫寒凝证

胞宫寒凝证指寒冷邪气袭扰胞宫，血为寒凝，致使血道滞涩，运行失常所表现的证候。临床表现为：小腹冷痛，拒按喜温，得热痛减，面青唇暗，肢冷畏寒，大便不实，月经或恶露行涩不爽，色紫暗，有血块，甚则凝滞不行，或产后胎衣过时不下，或产后腹痛，或带下量多，色白清稀如水，或阴冷，或不孕，舌苔薄白而润，舌质紫暗或有瘀斑，脉沉紧或沉迟。

2. 胞宫虚寒证

胞宫虚寒证是指禀赋不足，胞宫虚弱，或久病伤阳，或房劳过度，耗伤肾阳，致阴寒内盛，胞宫失于温养，气血生化不足所表现的证候。临床表现为：小腹不温，喜热喜按，绵绵作痛，经色浅淡，质稀薄，月经延后或经行量少，痛经或闭经不行，或带下量多，或堕胎，或不孕，或胎漏，或妊娠腹痛，或胎动不安，或恶露不下，舌淡，苔薄白，脉沉细无力或沉迟无力。

3. 痰湿阻胞证

痰湿阻胞证是指禀赋不足，胞宫虚弱，痰浊或湿浊壅滞于胞宫所表现的证候。临床表现为：胸闷泛恶，月经后期，经量或多或少，或经闭不行，或带下量多，色白稠黏，或不孕，或伪胎，或癥瘕，口淡纳少，头晕目眩，身体困重，倦怠嗜卧，便溏，舌淡苔白腻，脉滑或弦滑。

4. 胞宫湿热证

胞宫湿热证是指宿有湿浊热邪，注流胞宫，或产后（包括堕胎、小产）感受湿浊热邪，湿热蕴结宫所表现的证候。临床表现为：行经小腹灼痛，经行发热，月经早期量多质稠，月经量多，带下色黄质稠腥臭，外阴瘙痒，口甜黏腻，胸脘痞闷，呕恶，纳差，便溏不爽，或身热不扬，或小便短赤，舌苔黄腻，脉濡数。

5. 胞宫血燥证

胞宫血燥证是指禀性衰败，胞宫血虚，或失血伤阴，或久病耗血，或过食辛辣灼伤津血，以致胞宫血燥所表现的证候。临床表现为：闭经，或月经量少而质稠，或阴道干涩，五心烦热，午后低热，骨蒸劳热，颧红盗汗，舌红，少苔少津，脉细数。

6. 胞宫血瘀证

胞宫血瘀证指情志内伤，或因经、产之时，胞宫正开，感受风冷寒邪，或内伤寒凉生冷，或因热邪煎熬成瘀。临床表现为：痛经，闭经，经迟，癥瘕，不孕，或月经数月不行，精神抑郁，胸胁胀满，少腹胀痛，或刺痛拒按，或产后发热，或产后腹痛，恶露不绝，舌质暗或有瘀斑，舌苔白润，脉弦或涩。

7. 胞宫热盛证

胞宫热盛证是指禀性衰败，胞宫感受热邪，或嗜食辛辣，或肝郁化火，热伏冲任，滞留于胞宫所表现的证候。临床表现为：经期发热，月经先期，或月经过多，经量多色红质稠，或经间期出血，或崩漏，或经行吐衄，面红目赤，口苦口干思饮，或小便短赤，大便干结，烦躁易怒，舌红，苔黄，脉弦数。

第十一节　骨病证

骨，泛指人体的骨骼。骨具有贮藏骨髓、支持形体和保护内脏等功能。骨中有腔隙，内藏骨髓，有两块或两块以上的骨借助筋膜等的连接，组成有活动功能的机关，称为关节，简称节。通过众多关节，骨与骨之间相互连接，形成骨骼系统，构成躯体的总框架。骨能支撑人体，是支撑躯体、维持形体的总支架。骨能保护内脏重要器官，如心、肺、大脑等外部均有相应的骨骼连接成廓或壳，加以保护，避免外力损伤。骨与骨组成的关节，起着支点支撑和具体实施动作等的重要作用。

1. 肾虚骨弱证

肾虚骨弱证是指禀赋不足，肾脏虚弱，精血亏耗，髓衰骨弱，支撑人体的能力减退所表现的证候。临床表现为：腰膝酸软无力，不耐久行久立等。

2. 骨畸形证

骨畸形证是指小儿生长发育障碍，出现骨的体积、形态、部位或结构异常或缺陷。常见的是胸椎骨畸形，局部弯曲隆起，状如龟背，不能维持正常体形。

第十五章　经脉辨证

回医学对经脉的认识，是吸收、融会东西方医药文化精粹，在伊斯兰哲学的基础上，用联系的观点来研究整体机能的结果，是总体上各要素相互联系的学说。

东西方传统医学均认为：经脉是古人在当时特定的历史环境下，对人体网络结构，包括血管、神经、淋巴组织等功能认识的综合反映。古人把这些综合反映，想象为如江河流通，彼此联系的集合体。回医学也认为，经脉是人体生命动态结构中的机能系统。经脉是纵横交错，网络全身，联系脏器、五官肢体、知觉运动，沟通内外、表里、上下，运行气血，调节体液禀性等机能活动的通路。通过经脉有序地循行和联系，把人体的脏器、四肢百骸、五官九窍、皮肉筋骨连接成一个有机的、动态的统一整体。

回医学经脉名称中，不言"手足"及"三阴三阳"，而以相连属的脏器组织、五官及四肢骨肉命名。经脉皆与脑连属，凡贴近头脑者，皆为阳经，如胃经、胆经、膀胱经、大肠经、小肠经、三焦经、督脉；凡衔接于阳经，距头脑远者，皆为阴经，如脾经、心经、肾经、肺经、肝经、心包经、任脉。

回医学的经脉系统共分两大类，即"精经"和"筋经"。精经共有14条经脉，若按阴阳区分，有阳经7条，阴经7条，共计14条经脉。若按与"脑"之关系也分两类：根于脑通流周身之经脉，有三阳、三阴经；流周身而返回于脑的经脉，也有三阳、三阴经。"筋经"是为加强阴阳表里经脉联系，流行分布于

"精经"14经脉未能行经的器官和形体部位，以补14经之不足，以协助"精经"调节气血体液，维持人体生理功能的经脉。"筋经"按其所循行部位器官、形体命名，其分类按其人体部位有头部筋脉、面部筋脉、胸腹部筋脉、腰背部筋脉及四肢筋脉等。

回医学认为，经脉发于脑之根，从内而外，从上而下，又从外而内，从下而上，入注脑，而分泌散通体液质，维持人体脏器形体和气质四性的正常活动。经脉自脑流通全身，后复回于脑，其流注顺序为：脑白质、胃经、脾经、心经、小肠经、脑红质、膀胱经、肾经、肝经、大肠经、脑黄质、胆经、肝经、心包经、三焦经、脑黑质、督脉、任脉，复回于脑白质。在此流注过程中，诸经脉与脏器、躯体、四肢、五官有着密切联系，如耳系胆经、三焦经，口鼻系胃经、小肠经，目系膀胱经、大肠经，舌及胞官系督脉、任脉，腰脊系督脉，胸腹系任脉等。

人体各个经脉互相联系，通过体液的分泌与输布，保持着机体的相对平衡协调。经脉的生理活动与脑关系密切，也与体液的清浊远近及禀性有关。一般而言，最敏感的体液是白液质，其次是红液质，再次是黄液质和黑液质。从清浊远近而言：至浊的及浊中之清的体液质，"浊者近而且小"，距心脑脏器近，机能活动和敏感程度有限，但"兼乎内外"，外至周身皮肉筋骨经脉，内至心脑脏器组织相连属的经脉；至清的及清中之浊的体液质，"清者远而且大"，距心脑脏器远，机能活动和敏感程度无限，且"无有表里"，通布全身经脉，表之属水土者与里之属气火者互为统贯。

回医学认识到经脉与脏器、躯体肌肤相联系，与体液及其清浊敏感程度关系密切，并运用于疾病诊断中，但经脉的具体循行路线尚未明确，还未形成系统化的经脉辨证理论。尽管如此，有关回医经脉的基本理论已然存在，只要今后深入挖掘、研究，相信一定会有所进展，使得经脉辨证更为充实。

第一节　精经阳脉病证

1. 胃经病证

胃经病证主要是胃及其联系的肢体官窍功能失调所表现的临床证候。表现为胃脘胀满，泛酸，恶心，呕吐，消谷善饥，或厌食，壮热，汗出等。

2. 胆经病证

胆经病证主要是胆及其相联系的肢体官窍功能失调所表现的临床证候。表现为口苦，头痛，额痛，目眩，黄疸，胁肋疼痛，善太息，疟疾，恼怒，惊悸，虚怯，失眠等。

3. 膀胱经病证

膀胱经病证主要是膀胱及其相联系的肢体官窍功能失调所表现的临床证候。表现为尿频，尿急，遗尿，少腹胀满，尿不利等。

4. 大肠经病证

大肠经病证主要是大肠及其相联系的肢体官窍功能失调所表现的临床证候。表现为腹痛，肠鸣，大便泄泻，或大便秘结，口干等。

5. 小肠经病证

小肠经病证主要是小肠及其相联系的肢体官窍功能失调所表现的临床证候。表现为腹痛，腹胀，肠鸣，背腰部胀痛等。

6. 三焦经病证

三焦经病证主要是三焦经相联系的脏器、肢体官窍功能失调所表现的临床证候。表现为水肿，癃闭，遗尿耳聋，心胁痛，咽喉肿痛，恶寒发热，汗出等。

7. 督脉病证

督脉病证主要是督脉相联系的脏器、肢体官窍功能失调所表现的临床证候。表现为角弓反张，项背强直，牙关紧闭，头痛，四肢抽搐，甚则神志昏迷、发热，或头昏头重，眩晕，健忘，耳鸣耳聋，腰脊酸软或背脊畏寒，阳痿，遗精，精冷薄清，女子少腹坠胀冷痛，宫寒不孕，腰膝酸软等。

第二节 精经阴脉病证

1. 脾经病证

脾经病证是指脾及其相联系的肢体官窍功能失调所表现的临床证候。表现为胃脘痛，腹胀，嗳气，恶心，呕吐，身体沉重，消瘦，四肢不温，少气懒言，食欲不振，溏泻等。

2. 心经病证

心经病证是指心脏及其相联系的肢体官窍功能失调所表现的临床证候。表现为心悸，心胸烦闷疼痛，咽干，渴而欲饮，目黄，胁痛，掌中热等。

3. 肾经病证

肾经病证是指肾脏及其相联系的肢体官窍功能失调所表现的临床证候。表现为腰部沉重疼痛，足心热痛，舌干，咽喉肿痛，心烦疼痛，咳唾有血，气喘，面色黧黑，惊恐不安，小便淋涩，或遗尿，遗精，月经不调等。

4. 肺经病证

肺经病证是指肺脏及其相联系的肢体官窍功能失调所表现的临床证候。表现为咳喘，胸部满闷，肩背痛或肩背寒，少气，自汗出，掌中热，小便频数或色变等。

5. 肝经病证

肝经病证是指肝脏及其相联系的肢体官窍功能失调所表现的临床证候。表现为腰痛不可以俯仰，胸胁胀满，少腹疼痛，疝气，巅顶痛，咽干，眩晕，口苦，情志抑郁或易怒等。

6. 心包经病证

心包经病证是指心包及其相联系的肢体官窍功能失调所表现的临床证候。

表现为手心热，腋下肿胀，胸胁支满，面赤，目黄，精神失常，上肢痉挛，心烦，心痛，心悸等。

7. 任脉病证

任脉病证是指任脉相联系的脏器、肢体官窍功能失调所表现的临床证候。表现为经闭不孕，带下色白，小腹积块，胀满疼痛，游走不定，睾丸胀痛，或胎动不安，小腹坠胀，阴道下血，甚或滑胎，经期先后不定或经闭，或月经淋沥不尽，头晕目眩，腰膝酸软等。

第十六章　阴阳动静辨证

回医学的阴阳观念，一方面来源于阿拉伯伊斯兰医学，在"元气"生化的基础上发展而来；另一方面则吸收了中医学阴阳理论的部分观点。因而把阴阳作为两种相辅相成的运动方式进行描述更为明确。阴阳，是对人与自然相互关联的某些"实物"的"现象"对立双方的概括，含有对立统一和谐的概念。它既可以代表万物"形""色"相互对立的运动形态，亦可代表同一形色内部相互对立的两个方面，如动与静，表与里，有形与无形，体与用等。回医学认为，阴阳是从人与自然，大世界与小世界共同的本质属性中形成的概念，先天水火原属同宫，火以水为主，水以火为原。火，虽外明而内原黑暗，且难托付，所以星星之火，能烧万顷之山，顿为灰烬之余；水，固外浊而内光明，更可托付，是故一粒种子，增添百万千亿，总成翠绿之美。

同样，可以把人与自然界中互相关联的对立双方皆用阴阳来概括，凡是运动的、向外的、升腾的、炽热的、明亮的、燃烧的、机能亢进的，都属于阳；凡是静止的、内敛的、坠降的、寒冷的、昏暗的、凝滞的、机能衰退的，都属于阴。

回医学的阴阳理论包括阴阳动静、阴阳表里、负阴抱阳、阴阳演绎 4 个方面。目前，在辨证中运用较为成熟的是阴阳动静理论，其他方面的应用还有待于进一步深入研究。

第一节　阴阳动静理论

元气自然生化不断运动的过程，最突出的特征，集中体现于"动"与"静"两个方面。正如《天方性理》所言："于其动者，谓之阳；于其不动者，谓之阴，此一气化而为两分之由来也。"《正教真诠》言："元始以来，静极而动，动极而静，一动一静，互为其根。"回医学将两种相反相辅的运动方式及其相互作用视为重要的连续性的运动过程，以此突出阴阳的动态特征。没有运动，就没有世界，更没有生生化化。回医学以此立论，把"阴"概括为"动少静多"，把"阳"概括为"动多静少"。在论及"无形"与"有形"时，亦言"有形动而无形静""有形静而无形动"，均立足于动态过程中来论及阴和阳。

回医学吸收了中医学中阴阳"动静相召"的论述，认为动静之机，阴阳之母也，动之则分，静之则合。充分肯定"成败倚伏，生乎动"和"动而不已，则变作矣"，以及关于运动是一切事物生长、衰败的内因，并认为连续不断的运动，必然造成大乱。只有运动协调，才能维护人体的平衡，才能健康长寿。提倡"外不劳于事，内不劳于形"，在治疗上亦主张阴阳调和，重视人体内外稳态和顺的生态环境。

动静之间有着对立、平衡、消长、转化的相互作用。动静对立是动静双方的互相排斥，互相斗争。二者的对立性是绝对的，如上与下、内与外、左与右、出与入、明与暗、虚与实，天地万物无不如此。但是，动静对立双方又是相互克服、相推、相感的。相互克服和相推、相感是事物生成变化的内在根据，它推动着宇宙万物的新陈代谢，生生不息。动静双方的这种相互克服、相推、相感的关系，就是动静的对立斗争。动静平衡是指动静双方在相互斗争、相互作用中处于大体均势的状态，即动静的相互协调、相互稳定的状态。动静双方虽然不断地处在相互对抗、相互排斥、相互作用的运动中，彼此之间随时发生着消长和转化，但动静双方仍然维持着相对稳定的结构关系。动静消长是指对立互根的动静双方的量和比例不是一成不变的，而是处于不断增长或消减的运动变化之中。在正常情况下，动静双方应是长而不偏盛，消而不偏衰。若超过了这一限度，出现了动静的偏盛或偏衰，则为异常的消长变化。其他事物的发展变化也和四季交替一样，此起彼伏，消长变化。动静转化是指相互对立的动静双方，在一定条件下可各自向其对立面转化。此种转化，一般是指事物或现象总体属性的改变，即属动者在一定条件下可转变为属静，属静者在一定条件下也可转变为动。动静转化是动静双方运动变化的又一基本形式，一般在动静的消长变化发展到一定程度时发生。

动静关系在诊断和辨证中有着十分重要的作用。回医学讲的治病求本主要是维持人体原来的动静平衡。动静关系的变化是事物发生发展的动力，也是疾病发生发展的根本，维持好动静关系的协调发展成为治疗疾病的根本。在疾病的诊断和辨证中同样可以用动静关系的变化来说明，对疾病进行总结和分析的这个过程是动的形式，而某一段的表现则为相对静的状态，但动和静的表现是相互转化的，不是单独存在的。

第二节　阴阳动静失调病证

阴阳动静失调是机体阴阳动静之间协调平衡失常。阴阳动静理论强调阴阳动静之间的对立统一，在一定的范围内维持着动态平衡。阴阳的运动变化是永恒的，阴阳动静的协调平衡是相对的。使相对的平衡处于无尽的变化中，表现为人体生命活动的协调统一，则无病。阴阳动静失调则是一切疾病发生的最基本的原理之一。因此，任何疾病都可用阴阳失调来说明，机体在疾病发生、发展过程中，由于各种致病因素的影响，导致机体阴阳动静失去相对的协调平衡，形成以阴阳动静一方偏盛与偏衰为核心的一系列病理变化。

1. 阳盛多动证

阳盛多动证指疾病过程中以阳热之邪偏盛为主而四性四液未衰所出现的一

类阳气偏盛、多动之证，表现为机能亢奋、代谢活动亢进、机体反应性增强、热量过剩的病理状态。多由机体感受阳热病邪，或感受其他病邪郁久化热；或内邪滋生郁滞，从阳而化热；或自身机能病理性亢奋而化热；或恣食辛辣、肥甘，或过用、误用温补壮阳之品而化热等所致。其临床表现多见壮热恶热，躁扰不宁，面红烦渴，便干尿黄，苔黄脉数等阳热多动症状。

2. 阴盛多静证

阴盛多静证指疾病过程中以阴寒之邪侵袭机体而四性四液未衰所出现的一类阴气偏盛、多静之证，表现为机能障碍或减退、热量不足，或水湿、痰饮、瘀血等病理产物蓄积的病理状态。多由外感阴寒之邪，或因恣食生冷、寒邪凝滞等所致。其临床表现多见四肢厥冷，恶寒喜暖，脘腹冷痛，或泄泻水肿，倦卧少动，口淡不渴，痰液清稀，苔白脉迟等阴寒多静症状。

3. 阳虚多静证

阳虚多静证指机体阳气虚损，机能衰退，出现阳热偏虚、多静之证，表现为机体反应性低下，代谢活动减退，热量不足的病理状态。多由先天禀赋不足，或后天失养；或阴寒邪盛伤阳，或误用、过用寒凉之品伤阳等所致。其临床表现则是阳气虚衰，温煦周身功能减退，阴寒相对亢盛，可见畏寒喜暖，形寒肢冷，精神不振，倦卧少动，下利清谷，小便清长，水肿，脉象无力等阳气偏虚，多静少动之症。

4. 阴虚多动证

阴虚多动证指体液亏虚及其功能减退，出现阴虚热盛、多动之证，表现为阳相对亢盛，机能虚性亢奋的虚热内生病理状态。多由于阳热之邪耗伤阴液，或情志过极化火而伤阴，或久病耗损阴液等所致。其临床表现为躁动不安，口干舌燥，咽干唇干，皮肤干燥，便干尿少，形体消瘦，盗汗，午后潮热，五心烦热，颧红，舌红少苔，脉细数等阴虚内热，多动少静之症。

第十七章　七行辨证

回医学的理论体系继承了阿拉伯伊斯兰医学中朴素的唯物主义自然观，对人类的禀性特征、生理特性、发病机制均能给以唯物的哲学解释。而伊斯兰医学的理论体系，受到古代希腊哲学思想的影响，提出生命和一切有机、无机物都是由"水、火、气、土"四元素组成。天地水火之中，先结聚其为"金、木、活"三者，以为化育万有之纲。"气、火、水、土"谓之四元，"金、木、活"谓之三子，"四元三子"谓之七行，七行分布，万汇生成。

第一节　四元

回医学认为，元素是简单的实体，正如其他各式各样的个体一样，人体的各个部分亦是由这些基本元素组成的，正是依靠元素间的相互结合，不同种类的生物才得以存在。伊本·西拿在《医典》中写道："各种物体是由四种自然质所构成，其中两种是轻的，两种是重的，两种轻的是火和空气，两种重的是水和地。"回医学认为：人体由气、火、水、土四种元素组成。其中气和火属于"轻"元素，水和土属于"重"元素，着重研究四种元素连续运动着的生化方式及其相互关系，并吸收融会中国古代元气、阴阳理论的精华，以元气学说一贯到底，并认为"四元"为万有形色之宗元。"四元"不是四种"物质元素"，而是四种生化运动方式。

气是自然界中位于水范围之上、火范围之下的一种简单物质，其性热且湿。

在世界的形成中，气的作用和重要性体现在净化，使事物更精细、更轻盈、更精致、更柔软，并因此达到较高的层次。

火是自然界中高于其他三种元素之上的一种简单物质。世间的一切都回归于此，这是源于它绝对的轻扬之性，其性热且干。火在物质的构成中是使其成熟、净化、精细以及使所有物质发生混合。火的穿透力使得它可以穿越空气，火亦可抑制寒冷的重元素所带来的极度寒冷，其穿透力也可使这些基本元素的属性得以和谐共存。

土是一种位于所有存在物中心的元素，土的特性是静止的，其他元素无论距其多远都有向其移动的倾向，这是源于它内在的重量。其性冷而干，只要不受外来作用的干扰，它就会给我们以这样的感觉，并遵从它自己所拥有的特性。正因为具有土性元素的性质，机体的各部分才得以固定并结合成一个紧密的整体，人的外在形式也得以维持。

水是在自然界中位于土范围之外、气范围之内的一种简单物质。其性冷和湿，假若没有其他因素的影响，便会感觉到它的性质。在世界的形成中，水所起的作用基于这样一个事实——水易于分散，并能随之呈现各种形状而不是永远固定不变的形式。在物体的构造中，水使得它们可以成型、伸展以及稀释，由于水具有湿性，物体就很容易成型，也容易被破坏或溶解。反过来说，干燥使得物体难以成型，也很难溶解。干燥与湿润相互作用，若湿胜于干，则物体易于成型；反之，机体的形态和特征就较为固定和一致。湿润可使物体免于因过干而易碎，干燥可使物体免于过湿而趋于分散。

土和水两种重元素更多地参与了形体（包括体液）的构建，并使之处于静态之中。火与气两种轻元素则更多地参与了呼吸的形成以及内脏的运动。

气、火、水、土"四行"为先天之气，三子之母也；木、金、活"三子"乃后天之气，四行之子也。回医学更重视先天、后天的和谐整体关系。假如无"木"，则火不生，则当"木"未生之先，先天之"火"何复生；假如无"金"，则水不生，而四行相聚，实为后天"木""金"之母。木金之子孕育于水火。以后，适木即生，而木之力亦能助火，是则"子助母力"木能生火也；同样，适金即生，而金之力亦能助水，是则金能生水也。这就是以先天育后天，以后天补其先天之所未尽，气火上达，土水下坠，万物生息而永存也。若这种生态环境遭到破坏，木金竭尽，即水火无助，自然生态失调，水火同居相搏，则两气耗伤，水不能常润，火不得常炽，万物生息即破坏。

四元出现在自然生化中，显现出四类千变万化的运动形态。虽然说四元化而滋于万物，四行为万物之母，但绝不能把"四元"理解为人和万物的"基本物质"，或构成人类生命和宇宙大厦的"建筑材料"。回医学着重研究四元连续着的生化方式及其相互关系，并且认为："四行"为万有形色之宗元，世界上万物的生、长、盛、衰均受到"四元"的影响和作用。《默瓦吉福·格致全经》言："风以动之，火以发之，水以滋之，土以奠之。"因此，水之功用为能滋润，以益生味（以益万物生长）；火之功用为能熏蒸，以助温暖；气之功用为能舒郁（即舒散郁结），以助活物；土之功用为能负载，以奠安处（以助稳定）。回医学关于"四元"的功能与属性，早在印度传统医学中亦有反映，公元前 4 世纪左右，印度医学与希腊医学，通过阿拉伯医学中介有一些交流，原来固有的三原质学说受四元、四体液学说影响而变成"四大学说"，即地大以坚为性，能载万物；水大以润湿为性，能包容物；火大以暖为性，能成熟物；风大以动为性，能生长物。充分显示出地缘相近时文化（包括医学）传播过程中的弥散作用。这种弥散，虽然会受到其交通的便利程度、本来的民族文化相近程度、宗教的力量等影响，但总体呈现融会、结合的态势。

第二节　三子

"金、木、活"又称"三偶行"，为四奇行生化而成。天地定位，水火交错，大德所生，故称"三子"，滋生万物，又称"三母"，即为精气所聚，又为纳载精气的实体。《天方性理》言："金则善于定固者也，木则善于建立者也，活则善于运行者也。"三子无所不至，万类形色应造化之机而生生不息。在生理上，

"四液"与"三子"是同步运行，资生化育。"三子"以"四液"为根基，是构成生命机体的能量基础，也是进行生命活动不可缺的根源，"三子……其性则各所生之类而为位也"。如"得活性而有者，从风；得木性而有者，从火；得金性而有者，从水；得石性而有者，从土"。在正常生理状态下，协调和平衡体液内外环境的自我稳态，是维持人体正常生命活动的基本物质，在病理变化中，又是导致各种疾病的内在根源。

三子为化育万有之纲，正如《天方性理·万物始生图说》言，"金、木、活三者，皆有所配合而成者也。金者，本地水之凝结，而得乎气、火之变化以成。木者，本气、火之施授，而得乎地、水之滋培以生。活者，本气、火、水、土四者之凑合，而洋溢充满于空中者也。自天地之化育观之，则金、木、活为天地之三子；自三者之化育观之，则三者又为万物形色之母"。又言"三者之气，互入于万有之中，而以其气胜者为名，金气胜名金，木气胜名木，活气胜名鸟兽，要知万物中有万物也。其生也有自然之次第，先金，次木，次鸟兽。所以然者，无金则木不生，无木则鸟兽不育""三者代天地之化育者也，故曰万物母"，三子发育显其性。正如《天方性理·坚定显著图说》言，"此灵活显用之初品也。灵活之为物也，一本而该含六品，自继性、人性而及于气性、活性、长性，坚定者，由精而及于其粗也。其显也，坚定先显，而次及于长性、活性、气性，又次及于人性、继性者，由粗而及于其精也"。

坚定者，金石之性也。生发非其所职，而坚定则确能丝毫不易。坚定显，则脏器之悬系各就本位，而不至于摇动；气血之流通，各归经脉，而不至于陨越；百骨之巨细，各安分寸，而不至于旁溢；通体坚整连束而不得解散者，皆此坚定之力为之也。长性也，草木之性也。而生长，则其所专职也。长性未显之时，胎之吸引不得自由，其受养于母也。长性既显之时，则气力强胜，吸引可以自由，其取资于母也。得其养，则长矣。长性之为物，即草木之性，有吸力，有化力，有存力，有去力。能吸，则有所取，以为养育之因；能化，则其所吸者熟而变化出焉；能存，则于其所化之精微者，悉收之以散布于脏器肢体之间；能长，则于其精微之所遗剩者，悉皆除去之而不留也。此四力者，长性所含之妙本也。活性者，知觉、运动显用也。活性即为终身食色之根。知觉之为物也，其用十：五寓于外，五寓于内。寓于内者，觉、想、虑、断、记，其位总不离于脑。寓于外者，视、听、尝、嗅、触，其位寄之于五官四肢。运动者，因其知觉之所至，而运动以应之。运之于脏器之间者，气之事也。动之于四肢百骸者，气与血兼行之事也。

三子在人体生理生化过程中，纳载和输布精气，各依其性能和顺序释放或聚集体液，并"以其气胜者为名"。"木气胜名木"，在生生不息的生理生化运动中，与红黄根源存在体内，尤其在红液质和黄液质等脏器组织体液中。产生热能，并维持体温，增强胃的动力，以助消化，润泽肤色，参与人的思虑、性格。又因木能生火，气又是木之母，故以先天"木"之子（火）和母（气）补其后天之未尽，以资化机体必需的营养物质和能量。禀"火"气者，为黄疾根源，火炽木枯，以干、热为性。在病理上是燥证、热证疾病的主要起因。禀"风"气者，为红疾根源，气盛木郁，以热、湿为性。在病理上是热证、湿证疾病的主要起因。"金气胜名金"，在生生不息的生理生化运动中，黑白根源存在体内，尤其在黑液质和白液质等脏器组织体液中。主要调节体液干湿度，消化吸收营养物质，增加或调控体液分泌，维护体内平衡等，参与人的胆识、性情。又因金能生水，金为土之子，故以先天"金"之子（水）和母（土）补其后天不足，以维持机体必需的营养物质和能量。禀"土"气者，为黑疾根源，土固金坚，以干、寒为性。在病理上是燥证、寒证疾病的主要起因。禀"水"气者，为白疾根源，水泛金泣，以寒、湿为性。在病理上是寒证、湿证疾病的主要起因。

"活"类，为"水、火、气、土"四者相合而成。"木""金"二母必须参与，堪称"造化之机"，后天"小世界"人体自然体液，"皆得此活气以化育者也"。"活"在"三母"中，起着总调节、总统帅的作用，其功能为：具有推动红液质运行，主司呼吸，化解食物，吸收精华，排泄糟粕，主生殖发育等功能，相当于现代医学生理中的神经内分泌系统的功能。由于"活"介于阴（静）与阳（动）之间，在人体中无孔不入，无处不到，运行于周身。待元宗之气发挥生化作用，进而利用摄入的水谷精华、营养物质，补充、修复组织细胞，维持能量，贮存营养，促进新陈代谢，促使机体生长发育，支配神经体液的正常反射能力，维护身体健康与经脉联系，在脑的参与下，主宰和调节生理活动。

三子在正常生化过程中，"土返而向水，遂与水相凝合而金生焉。金能吸火下降，火降则气随入于土，而木生焉"，是故"木能生""金能鸣"。"木"与火、气性相近，性温和，易热易湿。偏亢时，火性炎上，易燃烧。最易内扰心神，消灼津液，生成病理产物。偏衰时则湿盛，黏腻停滞，阻遏气机，妨碍功能。"金"与水、土性相近，性平润，易干易冷。偏亢时则燥，肃冽涩枯，感知迟钝，耗津损气，伤肺炼痰。偏衰则寒盛，寒气沉淀，凝滞伤阳，收缩抑动，伤损筋骨。在三子中，"金"与"木"，既相互对立，又相互依存。"无金则木不生，无木则金不化"，任何一方都不能脱离对方而单独存在。如"金""木"，只温不润，则偏亢易热；只润不温，则偏亢易湿。或者，温不足则偏衰易寒；润不足则偏衰易干。只有柔锐相宜，湿润相济，不亢不衰，才能维持机体的平衡和正常生化功能。"活类"介于阴阳之间，是"金"和"木"资化的保证，对任何一方的盛衰均起着调节以及保持动态平衡的作用。当其功能偏盛偏衰时，均会使病情加重。反之，"金"性物质，通过黑白根源调整其"活"类，使其不干不冷，干冷相宜；"木"性物质，通过红黄根源调整其"活"类，使其不湿不热，湿热适度。

第三节　七行生理病理

回医学侧重于从功能角度、整体角度、变化角度把握生命规律，从而形成了回医对生命、健康和疾病等问题的独特解读。作为回医基本理论的"四元""三子"即七行，其各行之间相互联系，真一阴阳七行系统在不断地演化过程中，必须保持其内部的相对稳定，以适应不断变化的外部环境。所谓稳定，并不是说各行静止不变，相反各行都各有其职能所司，都处于不断的运动变化之中。因此，七行必须具有自我调控能力，尤其是"三子"协调其行气之间的关系，使之和谐有序地活动，从而保证了行气之间的稳定。若部分偏胜，就会恃强凌弱，亢而为害，破坏系统的稳定，威胁到系统的整体。真一阴阳七行相互之间必须监控、调节，尤其"三子"在失衡过程中，能发挥制其偏胜，使之实现新的稳定作用。这种调控机制，就是生态平衡系统。

这种生态平衡系统有两个方面的特征：一是复杂性，二是开放性。复杂性是指各行气（包括四气、四性、四液、三子）之间充满了各种联系，包括互相生化和制约的关系。开放性是指各行气能够不断与外界环境进行物质、能量、信息的交换，才保证了天、地、人之间生生化化，品物咸章。

人体身心气质四种不同的元气（水、火、气、土）及分别对应的四性（寒、热、湿、干）所结合而化生的三子（木、金、活），都存在于趋向稳定的动态环境中，不是水、土偏衰，就是火、气偏胜，尤其是活性很高的"木"和"金"也不例外，不是金气盛，就是木气盛。由于"金""木"各含性于相互对立的酸、碱质，"金"有降伏沉淀之势，"木"有升腾浮越之势，因此，总是处于极不稳定的状态，并在体内"四性""四液"中蕴伏，伺机侵袭对方，以使自己变得稳定起来。

在自然生化过程中，万类形色应造化之机而生生不息，万物遵循一定生成次序先后问世。当"木""金""活"三子在天地身心化育中形成后，万物莫不靠它而滋生，所以又称"三母"。

既然如此，气、火、水、土"四行"为先天之气，三子之母也。（木、金、活）"三子"乃后天之气，四行之子也。即"木""金"之子孕育于水、火，以先天化育后天。"木"成又能助火（木能生火），"金"成亦能助水（金能生水），以后天而济先天。"木"能使气火升达，"金"能使土水下坠。万物生态而永存也，若这种生态环境遭到破坏，"木""金"失衡，即"水""火"无助，得不到后天涵养、定固，生态失调，只剩下"水""火"同居相搏，则水火不容，水不能常润，火不能常炽，万物生息即破坏。故回医学非常重视先天、后天的和谐生态整体关系。在维护生态关系中，"木""金"又是不可缺失的一对相互对立而又统一的高活性因子。

　　与"木""金"这对活性因子相比，四元（气、火、水、土）则比较稳定，与所化生的四液，均属惰性。故"木""金"比较活跃，可以在任何（四元）惰性条件下与各种惰性体液发生反应。

　　"金"是（地）土与水凝结，并得到气、火的变化而成（即土与水合生）。其半生为土，火之存迹，得水而坠落；半生为水，水为阴之所化，于其不动，故其凝固坚定者。

　　"木"是（天）气与火之施授，又得到土、水的滋培而成（即气与火合生）。其半生为气，气即水得火之妙化而升腾；半生为火，火为阳之所化，于其动者，故其长动繁衍者。

　　"金"，藏于土中，多存在于黑、白液质中，又需黄、红液质的不断滋培。其性半干半寒，坚明定固，易凝易固，喜凝聚、沉淀，为碱质。

　　"木"，见于土外，多存在于黄、红液质中，又需黑、白液质的不断化生。其性半湿半热，化生繁衍，易凝易解。喜游溢、浸泛，为酸质。

　　所以"木""金"是后天化生，是自然及人体生理代谢活动中的连续运动形式。具有广泛的生物活性和显著的调节生理生态活性的功能。

　　在正常生理情况下，木、金质性实力相当时，处在相对稳定的平衡状态下，人体就会安然无事。然而，由于种种隐潜的、显现的内外致病因素刺激下，木、金失衡，致使体内自稳态系统不足以抗衡时，异常的酸碱因子就会露出狰狞面目。

　　"木"受到异常黄、红液质的侵蚀，禀气、火胜者，便会攻击，耗损黑、白液质，使其异常，禀性随之偏热、偏湿，使人体免疫功能下降或导致自身免疫性疾病。多会发生动脉粥样硬化、心脑血管和肿瘤等疾病。

　　"金"受到黑、白液质过度沉敛，禀水、土胜者，便会腐蚀黄、红液质，使其异常，禀性随之偏干、偏寒，多会发生消化性溃疡病、支气管哮喘、肺气肿、震颤性麻痹等疾病，使其肝、脾及淋巴细胞功能下降或结构异常而发生疾病。

三子是四气四液在化生过程中，物质和功能之间转换所必须参与的介导因素，一旦"木""金""活"介导关系失衡，四气四液活动异常，就会出现异常体液等病理产物，即可导致疾病发生。如某些"气、性、液"所行之气化过亢，则承制之行气随其气化而制约之。例如，水、土合金之气，行燥降收之气化过亢，其禀性干盛、寒盛。所从化的黑白液质阴凝沉淀，则有相应对抗的火气合木之气，起而行热浮升腾之气化，以"成熟"之。从而实现"消除"其异常体液之沉淀产物，恢复"气、性、液"正常的生态状况。当自身的调控能力不足以对抗而生态失衡时，这些异常体液质病理产物，得不到及时"成熟"而"清除"之，将会成为损伤人体正气、阻碍气机的主要因素，同时又进一步伤阳、化热、成瘀，成为疾病发展的主要病理环节，加重病情。

第四节　七行病证

七行病证是指水、火、气、土四元及木、金、活三子偏盛偏衰所表现的证候。

（一）水

水乃阴所化，因阴为"性"所余化，而"性"有内隐收束安定无射照的特性，故水含"性"而趋下，浸润含映内照。水的功用为滋润，以益万物生长。水者，为白疾根源，以冷、湿为性。

1. 水亢证

水亢则冷湿胜。表现为面目苍白，形体肥胖，肌肉松软，性情沉静，动作迟缓，嗜睡喜卧，小便清长，舌质淡，舌苔白，脉迟缓。

2. 水衰证

水衰则干热胜。表现为两目干涩，面部烘热，五心烦热，潮热盗汗，口咽干燥，舌红少津，脉弦细数。

（二）火

火乃阳所化，因阳为"智"所余化，而"智"有向外显形照射而明的特性，故火性含"智"而炎上，向外照射而明。火之功用为熏蒸，以助温暖。"火"者，为黄疾根源，以干、热为性。

1. 火亢证

火亢则干热胜。表现为面赤，形体消瘦，烦躁易怒，大便干结，小便黄赤，舌质红，苔黄少，脉弦数。

2. 火衰证

火衰则冷湿胜。表现为畏寒肢冷，大便溏薄清稀，或肢体困重，或周身浮肿，小便不利，或白带量多质稀，舌淡胖，苔白滑，脉沉迟无力。

（三）气

气乃水得火而生。气能舒散郁结，以助活物。"气"者，为红疾根源，以热、湿为性。

1. 气亢证

气亢则湿热胜。表现为情志抑郁，胸腹痞闷，食少纳呆，厌油腻，泛恶，便溏尿黄，肢体困重，或面目肌肤发黄，舌红苔黄腻，脉濡数。

2. 气衰证

气衰则干冷胜。表现为口干咽燥，毛发干枯，面白身冷，肢寒背凉，小便不利，体弱消瘦，舌淡苔白，脉沉细。

（四）土

土乃火暴水而生。土能负载，以助稳定。"土"者，为黑疾根源，以干、冷为性。

1. 土亢证

土亢则干冷胜。表现为面黄肌瘦，身重腹满，肌肤粗糙，精神萎靡，反应迟钝，坐卧不安，食少纳差，便秘尿少，舌质灰黑，苔厚腻，脉细无力或沉。

2. 土衰证

土衰则湿热胜。表现为口苦，痰多黄稠，脘腹胀满，纳呆呕恶，便溏尿黄，身困体乏，面目肌肤发黄，舌红苔黄腻，脉濡数。

（五）金

金乃土与水凝结并得到气、火的变化而成，藏于土中，见于土外，其形质坚明定固，其性易干易冷，具有保持质量、调控液质、维持湿度、促进吸收、储存营养、化解毒物、参与沉淀、增光添色、主胆长识的生理功能。禀"金"之性者，多性格刚直。

1. 金亢证

金亢则干胜。表现为皮肤干涩、粗糙，毛发干枯不荣，肌肉消瘦，口干咽燥，干咳痰少，便干尿少，舌干少津，脉细数。

2. 金衰证

金衰则冷胜。表现为口不渴，喜热饮，面白身冷，肢寒背凉，脘腹冷痛，便溏，尿清长，舌淡苔白，脉沉迟。

（六）木

木乃受气与火之施授，又得到土、水的滋培而成，其性易湿易热，具有产生能量，调控液量，保持体温，帮助消化、生化代谢、排毒除废，参与稀释、洁肌润肤，主思谋虑的生理功能。禀"木"之性者，多性格坚毅。

1. 木亢证

木亢则热胜。表现为口渴，喜冷饮，面红目赤，口苦，口舌生疮，身热烦躁，便秘，尿短赤，舌红苔黄，脉滑数。

2. 木衰证

木衰则湿胜。表现为身重头晕，胸闷气喘，痰多涎多，脘腹胀满，呕恶，妇女白带量多，舌胖苔腻，脉濡或滑软。

（七）活

活乃水、火、气、土相合而成，介于阴阳之间，是"金"和"木"资化的保证，对任何一方的盛衰均起着调节、保持动态平衡的作用，为生命与存在的统一体，具有推动血液运行，主司呼吸，化解食物，吸收精华，排泄糟粕，主生殖发育，主宰和调节生理活动，保持经脉与脑联系，统帅思维情志活动的功能。

1. 活亢证

活亢若与金亢相合，则干性更胜。表现为口燥咽干，唇燥而裂，皮肤干枯无泽，毛发干枯不荣，肌肉消瘦，干咳无痰，大便干结，小便短少，舌干少津，脉细数。

活亢若与木亢相合，则热性更胜。表现为，怕热喜冷，口渴喜冷饮，面红目赤，烦躁不宁，痰、涕黄稠，吐血衄血，大便干结，小便短赤，或口舌生疮，或口苦、黄疸，或胸闷咳喘，舌红苔黄而干燥，脉数。

2. 活衰证

活衰若与金衰相合，则冷性更胜。表现为怕寒喜暖，口淡不渴，喜热饮，面白身冷，肢冷蜷卧，吐痰涎、涕清稀，脘腹冷痛，下利清谷，小便清长，或面浮肢肿，舌淡苔白，脉沉迟。

活衰若与木衰相合，则湿性更胜。表现为身重头晕，体倦，肌肤麻木不仁，胸闷气喘，痰多流涎，脘腹胀满，呕恶，妇女白带量多，或黄疸，或肿胀，或关节酸痛重着，屈伸不利，舌苔白滑，脉濡或缓。

诊断，也称诊病，即在临床上对患者所患疾病给予高度地概括，并给以符合病情，切中病机的恰当病名和证型。回医诊断包括证候诊断和疾病诊断两部分。

要做出准确的诊断，必须具备下列知识。

掌握身体每个脏器组织经脉的基本结构。以肿胀来说，是否属于这个脏器正常的"形式"，各组成成分是否有一定的比例，物质是否能在特定器官内保存，体内物质是否可以排泄出体外，脏器是否既能存储也能排空，什么物质是需要保留于体内，什么需排放出去的。

掌握脏器正常的大小。以此可以判断疼痛或者肿胀是局限性的，还是弥漫性的。

相关性。以疼痛为例，通过与此相关的知识，可以判断疼痛是发自内部的，还是外界刺激反射所致，或者是由于炎性病灶造成的。如果是由于"体液过剩"所致，那么是由过剩的体液自身或是这些体液物质找到了身体的入口侵犯了相关的脏器。

判断排出物是不是从所预料的患病脏器出现的。

了解脏器的正常功能。可以从功能是否受到干扰来判断脏器是否处于患病状态。

第十八章　证候诊断

证候诊断又称为辨证，是确定患者所患疾病现阶段的证候名称。在诊断确切，辨证清楚的前提下，才可论治无误，证候诊断就是辨证的过程和结果。

第一节　辨证的步骤

一般在辨证时，可分七个步骤进行。

1. 追问病史

一般疾病，都有感受冷热、饮食不节、情志受伤等病史，应根据情况首先询问。

2. 审证求因

根据症状特点、性质等，探求其发生的原因。应当指出的是，所谓的求因，不一定是引起疾病发生的原始致病因素，而是引起疾病的现阶段表现的原因。

3. 确定病位

确定病位就是辨别病变的主要部位。病位是指病变所在的部位。病变的主要部位可以是一个，也可以是两个、多个。

4. 审察病机

病变侵及一定的部位，则有一定的病机，根据脉证的变化可明确病机的变化。

5. 详析病势

病势即病机转变发展的趋势。判断病势，主要根据脉证的变化进行分析。

6. 确定证名

证候一般以病因、病位、病性、病机、病势五者综合最佳，如禀性衰败，湿浊蕴滞。由于证候诊断与疾病诊断常常同时进行，所以，证名和病名也常同时确定。

第二节　辨证的要点

1. 诸诊合参的原则

辨证不能只凭一个症状或一个脉象，就做出诊断，必须把各种诊法所得结果结合起来，作为辨证的依据，以免出现偏差或造成误诊。诸诊已运用，还要注意每一诊是否做到详细准确并无遗漏，否则诸诊虽具而不完备，辨证的基础仍不牢固。诊法的准确性，直接影响辨证的准确性。疾病千变万化，表现错综复杂，临床上有的患者叙述不全，或由于神志的影响，讲不清楚或隐瞒或夸大病情，医者应仔细分析，力争准确，保证辨证无误。同时，还要求医生客观诊断，不能以主观臆测和疑似模糊的印象作为诊断依据。

2. 围绕主要症状进行辨证

辨证要善于掌握主症。所谓主症，可以是一个症状，或是几个症状，这一个症状或几个症状是疾病的中心环节。在收集病情资料过程中，以主症为中心，可使病情资料系统条理、重点突出、主次分明。到了辨证阶段，抓主症并以主症为中心进行辨证，可准确地鉴别病因，辨清证候。

3. 从病变发展过程中辨证

疾病的过程是一个不断变化的过程。虽是同一种病，根据个体和条件不同，而有不同的变化。就是同一个人，他的病情也会因时而变，因治而变。医者必须从疾病变化中去辨别证候，细察病因、治疗经过及效果，审察目前的病机，推断疾病发展的趋势，只有把疾病看成动态的，而不是静态的过程，才能在辨证中准确无误。病证未变，则辨证的结果不变；病证已变，则辨证的结果自然随之而改变了。

4. 个别的症状，有时是辨证的关键

就一般的辨证规律而言，由诸诊所得的症状和各种检查所得，加起来是一个整体，个别症状是全部症状的一个单位。一般来说，个别症状在个人整体中都比较统一，是相补充的关系。但是，也有一些患者的个别病状与全部症状不统一，有时互相抵触，似乎不能得出一致的辨证结果。因而，在复杂的病证中，根据个别能够真正反映整个病机的症或脉或舌，可以断然给予辨证的结论，但这决定性的一症、一脉或一舌，不能离开全部证候而孤立地下判断。因此，辨证不仅可按正常的现象下判断，也可透过反常的个别症状下结论；但在反常的个别症状中，必须求得足以真正指示疾病之本质的症、舌、脉，诊断才能正确。

第三节　辨证的综合运用

禀性辨证、四液辨证、脏器辨证、经脉辨证和病因辨证等各种辨证方法在辨证时应综合运用。

1. 证候辨别分类

回医学认为，人体各种配属是可以辨别的，可被划分为十类。

（1）患者的感觉：通过与患者的接触，可以初步观察到患者的禀赋与体质，并且能辨别患者属寒属热。寒与热之间必然有着某种平衡的关系，因为热通过其溶解作用能消除坚硬和粗糙的感觉，并且能够使患者得到调和，使其性质变得柔软而湿润；寒与热相对而言，由于其强大的收缩和凝结能力，可以使感觉柔软的个体变得坚实。很多禀性寒的人触摸上去感觉较柔软，且显得高而瘦，但其体内仍有生硬的部分存在，只是在均衡性上有偏多偏少之分。

（2）肌肉及脂肪状态：肌肉比较发达，表明为湿性配属。如果肌肉较结实，则为温和的禀性。肌肉不发达且脂肪少显示为干燥性禀性。多油脂和脂肪者则表现为寒性配属，且其肌肉大都松弛。皮下脂肪较少者通常为热性配属，油脂在体内凝结的多少视体内热的程度而定。如果体态丰满，且油脂不多，则配属为湿热。若身体肥胖，则为寒湿配属，表明其身体已经变为寒湿。若身体瘦高，且越高就越寒，为干燥的配属或只是干燥性的配属。如果皮肤纹理收缩和缺血同时出现，且因缺血而虚弱，则表明禀性是先天的。

（3）毛发：毛发需注意观察其增长状况、数量、质地优良或是粗糙、毛发是直或是弯曲、色泽如何。若增长缓慢或不增长，但没有缺血症状，表明为极度的湿性配属；增长较快表明湿性稍逊，再快者，则为干燥性配属；如果体液配属同时为温热和干燥，毛发就会长得越快，毛发多而粗糙；毛发茂盛，则趋于热性；粗糙而成烟褐色，毛发卷曲，为热而干燥的配属；直发，则表明寒性与湿性的体液配属；毛发色黑，表明为热性配属，氧化过程平均过剩；棕色，表明为寒性配属，"未燃烧"热过剩，使毛发变赤；茶色，为平和配属；毛发非常白皙，表明为寒和湿润的配属；灰色，表明为寒和干燥的配属；灰白发，表明体内某种陈腐的物质伴随着营养输送到毛发，从而影响了营养成分进入毛孔。

（4）肤色：肤色苍白，为寒性配属，常伴有血虚；肤色黄，为热性配属，常伴有血虚、黄液质增加；肤色红润，为热性配属，且为红液质与黄液质配属，表明红液质充足；肤色亚红润，为热性配属，表明黄液质过剩，当血液中没有黄液质时会出现血虚；肤色深棕，为极寒性配属，表明血液质占主导，血液凝集力差；肤色为棕色，为热性配属；肤色为茄子色，为寒性与干性配属；肤色为白粉笔色，为寒性配属，提示白液质过剩；肤色为铅灰色，为寒性与湿性配属，黑液质稍过剩；肤色为灰白色，为寒性配属；肤色为象牙白，为寒性配属，提示白液质过剩，黄液质少。

（5）各种类型人的构成：如热性配属者，可见宽大的胸膛，肢体长大，腿脚及手不会短窄，纹理显著，脉大而有力，关节周围肌肉发达。寒性配属者，则与热性配属相反，其自然本能与生长力受到寒性损伤而减弱。干燥配属者，构成较为粗糙和弯曲，关节显著、突出，喉结突出，鼻软骨较凸显，鼻子呈中型。湿性配属则与干燥性配属相反。

（6）不同脏器的人对寒与热的反应速度：如果脏器很容易快速转为"热"，表明此脏器为热性配属；若情况相反，则表明其呈现为寒性配属。当身体面临外热，身体的配属平衡容易被破坏。人体依靠自身的热使外界的热得到中和，使这些有毒物质发生分解，并排出体外。因此，体内热性为"本能"抵御外来热邪的手段。因此，呼吸可以祛除、排除、驱散并氧化外来热毒。更重要的是，体内的热性能够抵御外来寒邪的侵入，并将其祛除；体内寒性则没有这样的力量，只有与之相反的热性能抵御或压制外邪，寒性不能抵御外来之寒邪。体内热性能够保护自身的体液不被外界产热机制所支配。如果体内热性旺盛，则机体的正常功能可以很好地发挥，体液正常运行，使得消化和成长过程起效，并维持在一个健康的状况。体液的运行往往要借助热气，外来的热不会影响这种运动，因而个体不会分解腐烂。如果体内热性虚弱，正常功能疲于维持体液的正常运行，体内开始有代谢停滞，且外来热邪不能被机体有效阻挡，热邪得胜，并开始以其自身的方式侵袭，以外界的运作方式作用于人体，结果导致了体肉的"腐败"。因此，体内热性是所有功能的推动者。

（7）睡眠与清醒时的表现：当人体的感官发挥其生理功能时，它与其主要的配属特性相符合。如果清醒与睡眠之间彼此相互平衡，则表明此配属是和谐平衡的。如果睡眠占据主导地位，则表明此配属是寒性和湿性的；反之，若清醒占据主导，比如失眠，则表明为干性与热性相结合的配属。

（8）生理功能状态：平衡的配属者机体的行为活动均完美并很自然。热性配属者表现出过度的活跃和活泼，生长速度快，头发生长快，牙齿发育也很快，洪亮的声音，刺耳或者粗糙的声音，说话较快且持续不断的说，愤怒，动作较快，眨眼。寒性配属者机体活动表现出迟滞和生长缓慢。

（9）排泄本能及排出物性质的特征：热性配属者，大便、小便、汗液等气味很浓，刺激性大，色泽正常。寒性配属则与热性配属相反。

（10）与行为和情绪相关的心理状态的特征：热性配属者，欲望强烈，易兴奋，活泼好动，充满希望，有勇气，鲁莽，容易被激怒，但情绪持续时间较短，智力、观察力、接受力良好，有优异的天分，对人对事严厉苛刻，有阳刚气，勤劳，非常机敏，不容易感到不安和沮丧气馁，动作和手势迅速。寒性配属则与热性配属相反。干性配属者，富于激情，有绅士风度，喜欢沉思，念念不忘，平时心事很重，情绪持续时间长，若发怒，则会持续一段时间，富于想象力，记忆力强。湿性配属则与干性配属相反。四体液配属失调时的表现有：热性配属失调，疾病发展趋向炎性发热，生命力丧失，缺乏活力，自觉口苦、口渴异常，舌体灼热，疲乏无力，脉搏疾速，通常热性的食物或药物有害，寒性则有益，夏季加重；寒性配属失调，多引起与黏液相关的发热。

2. 病情资料的综合处理

诸诊所收集的各种病情资料，为辨病辨证做准备，是认识的初级阶段。由于病情资料是识别疾病的原始依据，为了使辨识疾病准确而可靠，对病情资料的综合处理应注意做到以下四个方面。

（1）判断病情资料的完整和系统性：患者的临床症状和体征有全身亦有局部，有单一亦有复合；其临床表现多种多样，涉及各个方面。因此，病情资料应力求完整而系统，不仅有症状和体征，还要发掘疾病深层次的社会、心理因素。

（2）评价病情资料的准确和客观性：临床表现多错综复杂，如果有些病情资料不够准确和客观，便将影响疾病的正确诊断。为了使病情资料真实可靠，必须准确地运用每一种诊法，防止主观性和片面性，避免先入为主、主观臆测或暗示的方法。

（3）辨别病情资料的主次：在收集病情资料过程中，应及早确定主症并围绕其进行资料收集，避免漫无边际、毫无目的地罗列症状；有了主症的病情资料，才能系统条理、重点突出、主次分明。对于主症，尤应注意辨别其发生的部位、性质、程度、持续时间、缓解或加重因素等。在疾病过程中，主症可能是一个，也可能是几个，应视具体病情选择。

（4）分析病情资料的属性：对病情资料属性的分析，是要求对患者出现的症状，包括患者的自觉症状、体征以及化验、仪器等检查的异常结果进行判断，辨清其为必要性、充要性、偶见性，或否定性资料，为辨别病证提供依据。

3. 诸种辨证的灵活运用

在长期的医疗实践中，回医诊断理论不断发展，对辨证的认识也不断深入，逐渐创立出行之有效的各种辨证方法，包括禀性辨证、体液辨证、病因辨证、脏器辨证、经脉辨证等，它们各具特点，各有侧重，相互补充而不能相互取代，形成了辨证体系的纵横交叉的网络，故要求将这些辨证方法灵活运用。

禀性辨证是核心，它是以禀赋体质理论为基础，反映机体多方面的病变，其他辨证方法中许多证与禀性密切相关。所以，禀性辨证具有其他辨证方法无法取代的价值。禀性辨证、体液辨证、脏器辨证、经脉辨证主要适用于内伤杂病的辨证，以禀性辨证为中心。若体液的表现突出，则与体液辨证相结合；若脏器表现明显，则与脏器辨证相结合；若与经脉循行部位的症状关系密切，则与经脉辨证相结合。病因辨证则以辨别外邪、情志、饮食、劳逸等致病因素为主要目的，是以上各种辨证方法的补充。灵活地运用各种辨证方法，并不是面面俱到。为了避免繁多的辨证所致的错综复杂以及名实异同的情况，在辨证的思维中，应根据具体疾病的特点选择最为适宜的辨证方法进辨证。

第十九章　疾病诊断

疾病诊断是根据各种疾病的临床特点，对疾病做出相应的诊断，确定疾病名称。疾病诊断也叫辨别疾病，简称为辨病。

第一节　疾病诊断的意义

回医学认为，人体从健康到疾病有 6 个阶段，即健康、非绝对健康、亚健康状态、潜在疾病（机体处于患病边缘）、尚未明确诊断的疾病、明确诊断的疾病。

每一种疾病都有各自的病因可寻、病机可究、规律可循、治法可依、预后可测，所以应高度重视对疾病的诊断，其意义体现在以下几方面。

1. 总揽病变全局

任何疾病，均有自身的特点和规律，以此把握疾病的全局，有利于该病的辨证治疗。

2. 把握证候主症

异病虽可以同证，但若仔细分析，由于所属病种不同，其临床表现并非完全相同，即构成同一证型的诸要素如主症、次症、兼症及舌脉等，在不同的病种中其主次地位是不一致的。

3. 治疗针对性强

以辨病为主所进行的某些专方专药治疗，有很强的针对性，是辨证施治甚或随证加减的灵活随机性所难以比拟的。

回医学将疾病分为四大类，即禀性衰败气质失调性疾病、禀性衰败体液性气质失调性疾病、禀性衰败形体异常性疾病和禀性衰败组织结构损伤性疾病。

1. 禀性衰败气质失调性疾病

禀性衰败气质失调性疾病指由于禀性衰败，体内外受到热、湿、寒、干及干热、湿热、湿寒、干寒过盛的影响，使人体正常气质发生异常变化而导致的各种疾病。

（1）热性气质失调疾病：指人体受内外热性的过盛影响，人体禀性衰败，发生热性异常变化而导致的各种疾病。如中暑、热性感冒、发热、热性头痛、鼻衄、四肢灼痛、热咳等。

（2）湿性气质失调疾病：指人体受内外湿性过盛的影响，人体禀性衰败，发生湿性异常变化而导致的各种疾病。如全身松软，四肢无力，夜不能寐或入睡难醒，反应迟钝等。

（3）寒性气质失调疾病：指人体受内外寒性过盛的影响，人体禀性衰败，发生寒性异常变化而导致的各种疾病。如寒性感冒、寒性头痛、胃痛、腹痛、咳嗽及某些器官寒性痉挛。

（4）干性气质失调疾病：指人体受内外干性过盛的影响，人体禀性衰败，发生干性异常变化而导致的各种疾病。如口干、唇裂、咽喉失润、皮肤干燥、眼角发痒及某些器官干性痉挛。

（5）干热性气质失调疾病：指人体受内外干热复合性气质的异常影响，人体禀性衰败，发生干热气质异常变化而导致的各种疾病。如继发性发热、伤寒、口干、面目发红等。

（6）湿热性气质失调疾病：指人体受内外湿热复合性气质的异常影响，人体禀性衰败，发生湿热气质异常变化而导致的各种疾病。如湿热性感冒、湿热性呼吸困难、湿热性高血压等。

（7）湿寒性气质失调疾病：指人体受内外湿寒复合性气质的异常影响，人体禀性衰败，发生湿寒气质异常变化而导致的各种疾病。如关节疼痛及关节炎、全身酸痛、肌肉松弛等。

（8）干寒性气质失调疾病：指人体受内外干寒复合性气质的异常影响，人体禀性衰败，发生干寒气质异常变化而导致的各种疾病。如风寒性关节炎、肌肉抽搐、老年性消瘦等。

2. 禀性衰败体液性气质失调性疾病

禀性衰败体液性气质失调性疾病系指禀性衰败，四体液发生异常变化，人体气质处于异常状态而导致的各种疾病。

（1）热性气质失调性疾病：指黄液质或红液质热性偏盛，人体气质发生异常变化而导致的各种疾病。如各种急性炎症、红液质腐败性伤寒、急性发热等。

（2）湿性气质失调性疾病：指红液质或白液质湿性偏盛，人体气质发生异常变化而导致的各种疾病。如水肿、湿疹等。

（3）寒性气质失调性疾病：指白液质或黑液质寒性偏盛，人体气质发生异常变化而导致的各种疾病。如瘫痪、肌肉松弛、麻痹等。

（4）干性气质失调性疾病：指黑液质或黄液质干性偏盛，人体气质发生异常变化而导致的各种疾病。如癌症、麻风等。

（5）黄液质性气质失调性疾病：指黄液质偏盛，人体气质发生异常变化而导致的各种疾病。如急性发热，全身或某一器官出现发红、发热或灼热、发黄、发痒等急性疾病。

（6）红液质性气质失调性疾病：指红液质偏盛，人体气质发生异常变化而导致的各种疾病。如持续性发热，各种急慢性炎症（肺炎、脑膜炎）等。

（7）白液质性气质失调性疾病：指白液质偏盛，人体气质发生异常变化而导致的各种疾病。如全身或某些器官发凉、湿冷、发白、水肿为主要表现的慢性疾病。

（8）黑液质性气质失调性疾病：指黑液质偏盛，人体气质发生异常变化而导致的各种疾病。如神经衰弱、精神病、神经病、抑郁症等。

3. 禀性衰败形体异常性疾病

禀性衰败形体异常性疾病是由于先天或后天的因素，人体某些器官结构完整，但形状发生变化的疾病。

（1）先天性形体改变性疾病：如出生时头手脚等过大、过小或歪斜、残缺，兔唇等。

（2）管道形状异常性疾病：如大小血管、食道、胃肠、胆道、尿道、肛门等器官过度狭窄或硬化，或舒缩功能障碍，或粘连不通等。

（3）形体大小和组织器官增殖，内容异常性疾病：如全身或某一器官过胖、过瘦或口腔内生长异物，或组织器官的痞块、息肉、痔疮、结石、寄生虫等。

（4）形体移动改变性疾病：如眼结膜粘连、舌系带粘连、肠粘连等；某些器官分离、下垂，如眼皮外翻、脱肛、胃下垂、子宫下垂；某些器官移位、脱节，如关节脱位、手、脚、头等部位颤抖或局部僵直、屈伸不利等。

4. 禀性衰败组织结构损伤性疾病

禀性衰败组织结构损伤性疾病由于后天内、外因素的影响而导致人体某些器官结构发生损坏性疾病，体表器官或内脏器官分解，完整性受损，腐烂，异常增多或增生等。

（1）外因结构分解损伤性疾病：如擦伤、跌打损伤、烫伤、冻伤、骨折、骨裂、皮肤剥落、硬化、粗糙、皲裂等。

（2）内因结构完整损伤性疾病：如四体液的异常变化、毒化、腐化以及其潴留在身体某些组织、血管中，导致各种炎症、肿痛、创伤、恶性肿瘤、痔漏等。

第三节　疾病分期

大多数疾病都分四个阶段：发生期、发展期、成熟期和消退期。发生期和发展期之间不易识别。每个阶段都有可能被感知，都有自己特定的表现。

1. **发生期**

发生期指疾病开始显露的阶段，特点是疾病逐渐形成，程度上并没有明显的变化。

2. **发展期**

发展期指疾病不断加重的阶段。

3. **成熟期**

成熟期指疾病的所有特征得以充分显现，并维持一段时间。

4. **消退期**

消退期或称终末期，指疾病表现出缓解的迹象。随着时间的延续，病情不断缓解。

四个阶段可应用于疾病的整个过程及其每次发作。相对于疾病的整个过程，被称作"总过程"；相对于整个过程中的每次发作，被称作"特别"或"特殊""个别"的阶段。

第四节　疾病命名

回医学对疾病的命名依据，可为被感染的器官，如胸膜炎、肺炎、坐骨神经痛、肾炎、关节炎、眼炎等；也可为主要的症状，如痉挛、震颤、心悸、头痛、耳痛、胃痛、牙痛、神经痛等；发病初始的体液，如黑液质失调；与动物相似的病，如橡皮病；疾病的物质基础和本质属性，如发热、炎性肿块。

回医学对疾病的命名种类很多，也比较复杂，有阿拉伯语音译成，亦有与中医病名相类者，也有与西医学疾病名称相一致者。

《回回药方》中提到的病名主要有：八洼西而（即痔疮病证）、痔疮、八哈黑、厘卜亦发热、缠肠风疾、缠肠肚风、胡思吉（喉咙）疼、癫证、癫病、癫疮、癫风、风癫、大麻癫风、痞证、蛊证、胃经疼、腹内疼、子宫疼、脊背疼、腰子疼、肾经疼、眼疼、喉疼、长嗽、咳嗽、湿嗽、气窄、腰子尿胞疼、子宫风证、肝经肿、脾经肿、子宫内气结、子宫肿、白癜风、黑癜风、胸膈疼、筋肿病、心惊、心跳、心气痛、胸膈有冷、骨节疼、身颤、脚气肿、冷头疼、秽疮、肺间疮、气喘、砂淋、尿淋、烧淋、走肚、疝气、伤风、胸疼、风疹、茎疼、背疼、散风、疳疮、筋松、筋缩、筋散解、肠经内疮、忘事、寒湿脚气、痰胜、骨软、喉闭、肚胀、肚疼、头旋、气极、风魔、胎痈、胯骨疼、苔兀撒刺必、胃经力弱、禀性衰败、可婆思病、八洼西而的血、撒刺唐、亦而棚纳撒（筋松了及筋长了病证）、忽郝只（肠风内结）、蔫伯刺、纳速而疮（内痔）、毅查淬、少萨（肺及胸膈内筋肿病）、扎刺必、亦而吉马的泥、白痰黑血根源、肠经疮、黄证、黄水、月经不行、月经不止、泄泻、脐风、脏毒、痰病、疟疾、肾囊流水、消渴、痨病、大小便不通、小肠疝气、金疮、阿而卜、咱土里占必、火烧疮、大腿骨的头儿脱出、膝骨的辕接处脱出、脊梁骨脱出、肘骨脱出、膝盖骨脱出、足踝骨的辕接处脱出、伤损的肉纹缕直、伤损有圆裂纹及周边义纹、伤损打烂皮肉、血聚在肉纹缕内、肩骨脱离、项圈骨脱离、两颌骨脱出、腰下的骨脱出、伤损到肠经、刀箭所伤、左瘫右痪、口眼㖞斜、筋搐、歪其颈项、血旺、筋松肉慢、肉系筋相缠、胸膈风、眼疼日久气窄并癫三、百瘕等。

上述病名诊断有的根据名称便可显而易见，有的则尚未明确是何病证，尚需进一步研究。

第五节　疾病诊断依据

临床上，一般根据病史和临床表现，做出相应诊断。依据疾病的症状和体征，人体主要有三种状况，即健康、患病、中间状态。健康范畴的体征是"示范"性的，疾病范畴的体征是"记录"性的，中间状态则属于"预测"性的。我们需要掌握患者现在、过去和将来的病情。对于患者来说，了解自己的病情是有好处的，能让患者知道如何去做；对于医生来说，了解患者的过去病史便于综合诊断疾病，能使其医嘱执行并赢得尊重；对疾病的预后有清楚的认识，对于医患双方均有裨益，既有益于患者（指导患者选择应遵循的治疗方案），又有助于医生（使其充分发挥才智与技能）。

（一）健康所具备的征象

1. 具有平和的体液配属，表现为以下几方面。

（1）感觉方面：身体可适度地感知暑热、寒冷、干燥、潮湿、柔软和坚硬。

（2）肤色：身体处于白色和红色之间的健康色。

（3）体型：身体既不笨重也不瘦弱，趋于强壮，身材高直挺拔，生长发育迅速。

（4）皮肤：血管纹路既不特别突出也非模糊不清，是分散、延展的。

（5）头发：既不异常茂密也不稀疏，不粗不细，头发黑白符合年龄特点。

（6）睡眠和清醒态：基本趋于均衡。

（7）心智能力：充满想象力、智力和记忆力。情感在过度与不足之间平衡。例如，在勇气与胆怯、愤怒与忍耐、严厉与温和、犹豫不定和坚定不移之间的平衡。

（8）四肢活动：敏捷灵巧。

（9）其他：所有功能处于完美状态特别是消化功能，有较好的食欲。具有均衡配属的人，会有快乐的表情，会惹人喜爱、令人满意，对食物和饮水有适度的要求，有良好的消化能力，肝脏和血管维持在良好的状态，所有的组织均具有良好的转化和同化能力，机体会产生适量的废物，并通过肠道排出体外。

2. 整个生命体和谐且美丽。

3. 体内组成成分平衡而均匀。

4. 每个脏器均健康，能够充分执行并完成其正常的生理功能。

主要脏器的功能活动正常，如自主的运动能力，感觉器官的正常运作及明确的判断力均能表明大脑的功能状况正常。

（二）疾病的征象

1. 某些征象带有疾病的特异性，如发热时脉率增快，所以当脉率增快时，可提示有发热的可能。

2. 有些征象可反映病灶的位置，如波状起伏的脉搏可提示肺脏有炎性病变。

3. 还有些征象能提示患病的原因。如体液过剩和虚弱状况下的各种表现。

4. 有些特异性症状在疾病的初始直到后期都一直存在，如高热、刺痛、呼吸困难、咳嗽，一般都会出现在胸膜炎患者的患病期间。而有些症状在疾病过程中有时出现，有时并不出现，如发热中的头痛。还有一些症状，仅仅出现在疾病即将结束时，如疾病的转型期、化脓期，包括死前的征兆。这类症状常常与急性病相关联。

5. 有些症状与内脏的状况相关。有一些症状可以通过特殊的感官来辨别区分，如颜色、软硬度、冷或热等。一些症状需通过全面的感知来判断，如脏器的形式、位置、大小、运动和静止状态等。某些症状能反映出身体的内在情况，如下嘴唇颤抖提示患者恶心。尺寸和数量的变化也能揭示身体的内在状况，如手指短，表明此人肝脏较小。

6. 恶性病变亦能通过特殊的感觉鉴别出来。一般来说黑色或黄色的排泄物提示有病变的状态。浑身呈熏黄色提示胆道阻塞等。

7. 通过听觉来判断病状，如呃逆，提示患者有胃肠痉挛，消化能力受损。

8. 嗅觉和味觉同样能认识疾病的由来。

9. 望诊对疾病的认识，如指甲弯曲提示可能患支气管炎、肺结核。颧红，提示肺脏有炎性沉积物。

10. 身体状况往往通过其运动方式或因缺乏运动而反映出来。

（1）身体静止不动多出现于中风、癫痫、昏迷、昏厥、瘫痪等疾病。

（2）不自主地打嗝、惊厥、颤抖、震颤、颤搐、喷嚏、哈欠、战栗、痉挛，其中一些是生理性的，如打嗝；而一些则表明有患病的征兆，如惊厥、痉挛或震颤；一些是不自主发生的，如睡着时在床上辗转反侧；有些则是部分自主，部分不自主的，如咳嗽、尿频；非自主运动，有些是明显的感觉，如颤抖；有些则不是，如辗转不安。从性质上看，咳嗽比颤抖显得更剧烈；从程度上看，打喷嚏所牵扯到的肌肉运动多于咳嗽，咳嗽通过简单的胸腔运动即可完成。有时某些运动需要借助于自身组织，如排便时需要借助于腹肌的运动，有些情况下这种借助可来自外界，如自发性的咳嗽可以通过空气的作用完成；从起源上看，根据病情、身体本能、体液特点的不同，各种运动均不同，如辗转不安源自自主神经的本能，咳嗽则源自本能的敏感性反应。

（三）研究疾病症状的意义

研究疾病症状的意义主要有以下六个方面。

1. 功能紊乱

脏器的生理功能与它们的质地和在机体中的作用相关，这是主要的和常见的症状。功能紊乱有三种形式：功能缺损，如视力缺陷、近视、消化功能障碍等；功能改变，如幻视、感官错误，胃的消化功能失常不能正常腐化食物；功能丧失，如视力完全丧失、消化能力完全丧失。

2. 排泄物异常

正常的排泄物主要是尿液和大便。不正常的排泄物：从排出物的数量或者大小来诊断，如多尿、少尿，大便次数过多和便秘，痢疾排出的剥落物，如果排出物很大，提示溃疡部位在大肠，如果是小的碎片，提示溃疡部位则在小肠；从排出物的颜色来看，如果尿沉淀为红色，表明病灶位于肉质器官上，如肾脏；若呈白色，提示病灶位于肌肉组织器官上，如膀胱；排出物质地的异常，如黑便、黑尿；排出物从不正常的通道排出，如绞窄性疝，大便可从口中排出；排出物实质的变化，如结石。

3. 疼痛

腹部疼痛位置如果在右边，多为肝区；如果在左边，多是脾脏。疼痛类型提示其疼痛原因，尖锐的疼痛表明患处物质很尖锐，呈酸性的具有腐蚀性的。

4. 肿胀

重点诊察肿胀的部位、实质、形状和边界清楚与否。

5. 位置改变

病灶的位置有时清楚，有时则不清楚，而相关联性则根据病因的不同而显著不同。如手指的损伤可牵扯到颈部的臂丛神经。

6. 特殊症状

特殊症状，如消瘦、黑舌病、高热。

（四）疾病与继发效应

疾病可以首先侵入某一个体，或者由其他疾病继发而来。例如，胃部疾病可能与头部疾患相关联。因此，有必要将二者的症状体征进行综合分析，哪个是首要的，哪个是继发的；哪个首先起病，哪个是持续而发的。一般继发于前者的疾患在前者病症消失后也会随之消失。

然而，有时也可能出现错误的判断，因为首发疾病一开始可能感觉不到，并且其影响也不会很明显，直到继发疾病的出现。此外，对继发疾病在发展之前对首发疾病认识不足，不能洞察到它的本质。为了提防此类错误发生，医生必须清楚脏器之间解剖上的相互联系，并且知道每个个体可能会患有怎样的疾病。有些可以从我们的感官上获知，有些则不能。而且在考虑到某些疾病是否会继发某疾患之前，切不要轻易对疾病做出最终的诊断，因此医生务必详查患者病情，以发现纷繁复杂的病情中可能会导致相关两脏器发病的病症。

（五）《回回药方》中对一些疾病诊断依据的论述

1. 左瘫右痪

症状表现：左瘫右痪，即动止不随意思，动止有动、有止，若七窍都微，筋性随意出者。

病因病机分析：因力微了，房事或做重事，或有惊恐，或上高处，或逢大喜，心经壮跳，身战。筋中有余湿，必冷。松了，因重醉，多吃冷水不消之食，因近生浊病根，闭住气力不通，不能到其身。若因重怒起者，多半筋中有湿，却着怒火毁其方动，或瘫痪病证，多在头手之筋，是动魂之器，筋头是脑，头是脑之窠，手近着湿，脑筋亦近，有软。因此，此病多在头手，下半浑身筋硬，因离头远，其身也硬沉。为因檐着浑身，因此不生瘫痪疾病，若病根便到者，也无利害。

2. 口眼㖞斜

症状表现：多半生在面目、眉眼口唇、额部皮肤，变其形也，其身抽搐，口眼歪斜，患者口不能正唾，不能正吹气，面皮有皱不见面彩，眼皮垂下，口里随病那边吊着，不能收水，面目肉丝相缠，骨疼。

病因病机分析：因浊湿在肉丝，肉丝在面的一边，有薄湿缠，从脑下身，为因那边动止，松了肉丝，筋长，身软，如吊着之说，因此多生抽搐、口眼歪斜病证，唤做身弱风病。多在急热后、吐后，多显干，抽搐，面目改变，正是有干，无正湿，是烧煎脑窍鼻窍或时肉丝肿了，为因喉闭，却生口眼歪斜病证或肉丝从面唇、项圈、胸骨、枕子骨而生。此病在肉丝生，又因项间肉丝有闭着鼻窍下来的力意。手背麻，因手筋从项筋而生。说这病半身扯动，那半身安，无此理也。

3. **筋搐**

症状表现：动止乱，筋抽，肉满，眼斜，面红，出气艰难，如同笑，却不是笑，小水或小水如血，有沫。

病因病机分析：肉丝短满有三，一者，筋搐肉丝短满，筋搐肥；二者，干燥，筋丝肉丝离了正湿，此乃吐后生矣；三者，是脑病，说在前也。正经湿满，血风少，此病是血者，肿病根入肉丝而居或病根多半是风，随即便可。此病多因传经，移动，为因是湿多，愁魂回里，去肉丝随魂有别，差了，生此筋抽病证。小儿有湿嫩，便生此疾，多因性燥，无睡哭多，烧熟，生此病疾。又因肝力壮，奄物不离此病，即散烧热后，有此筋抽病者，多半死也。七岁后，此病少，若牵连胎，茎管或别里或脑者，此病多也。若热病上脑，因葫芦虫者，是此形。筋搐者，动止乱，筋抽，肉满病证，一发便来。若有干者，慢慢而来，慢慢而重；若有牵连者，病到那身，是形显也。若中伤后，此病者，死而是形。筋牵病后，身有病者，筋抽牵病证。因身病，身病不因筋病，因筋牵病，眼多斜，面红，出气艰难，如同笑者一般，却不是笑。因此，住其见识，小水或小水如血，有沫，多有风到胸肚，其形必歹，小水烧热，形是热也。

4. 歪其颈项

症状表现：筋肉抽扯，歪其颈项，往前后抽搐歪了，睡卧不得，动转不得，观看不得，疼，吃水不下，咽唾不下，浑身生痒，不快活，自显舌强，眼如害喉闭人眼，面赤，眼睛努出，或频频暂流泪，咬牙，绝无笑，小水闭塞，或有茎管肉丝抽搐，喉闭抽搐，尿血或不能顾粪，多半小水带沫，多有筋因扯乱，如同病人在被内厮滚。

病因病机分析：筋肉抽扯，歪其颈项，是其名也，有等风重，有冷冻住，名亦相同。筋肉硬了，往前后抽搐歪了，睡卧不得，动转不得，观看不得，因是有风，抽扯其筋，莫若有病根在筋丝，在肉丝。因冷到其身冻住，同筋丝挤住，因此生疼，不能动止，其形或是项后、背上肉丝者，吃水不下，咽唾不下，浑身生痒，自显舌强，是病因也。此人，眼如害喉闭人眼，面赤，眼睛努出，或频频暂流泪，咬牙，绝另笑矣，正是面上肉丝抽搐或有肚皮肉丝抽搐，显其分食，歹而无用。小水闭塞，或有茎管肉丝抽搐，显是收食，而力身用。或有喉闭抽搐，其筋开，尿血，或有直肠肉丝抽搐，肛门肉丝抽搐，不能顾粪，或因有冻住，成缠肠风，多半小水带沫，多有筋因扯乱，如同病人在被内厮滚，此抽搐病证，无不有疼，多在两肩夹中。

5. 血旺

症状表现：浑身困倦，常要直伸，呵欠，面赤。

病因病机分析：此病因酒食不消，伤饱不饥，因此筋肉都满，浑身困倦，常要直伸，呵欠，面赤，治者便吐，却去些病血、黄水。因冷物、冷水，定浑身动止，不生风尘浊物，禀性无热者。

6. 筋松肉慢

症状表现：动止无用，在半边起，那半边不依这边，此病在项，或项下起，浑身头面都安，或有从头至脚都瘫，或则一指，或病在茎外，浑身都痊。

病因病机分析：因都闭着，因此动止气力不能到身，或禀性筋脉系都别，此病并无干热，多因冷湿、净冷多在一处，不在浑身。

7. 头面风

症状表现：面皮麻痹，动止力而无用，意思却安，动止到其浑身，瘫痪或在骨节，肿或疼，脉微，如鸭在水，力微，小水白或红。

病因病机分析：浊其魂灵，住其筋力，禀性候受其冷，别其魂性。不寒不热者，正是魂性。脑窍有二，鼻窍也二，内脑窍有动止，鼻窍无，这两窍，取下脑窍，余物做一处，为因这分，脑余送还出处，面皮便生麻痹。面皮活筋，生于鼻窍，从项窠而出，虽然病此却身安，动止力而无用。其病正在动止，意思却安。或因大怒，或有血，或因忧愁，或身上有余湿，动止到其浑身。因此，瘫痪或在骨节，便见有肿或疼，多半是传经风、缠肠风，此便是缠肠风根见识，到肠，熟薄送出身外。病根十分稠者，如此薄了成汗而出。病根到筋者，用见识止住，不可放本根人内，上脑，从脑到筋，因此成了脑病、肚痛、瘫痪病证。其形若因禀性冷净或湿净，瘫痪慢慢而生，病人脉微，如鸭在水，却也不等。力微脉微，中间有干，无力，小水白或红。肝微者红，不能分血。又筋微，肾连着肝，为因分豁水血。兰者肾微，起不动自己，从水来之血，为食。四者有疼肿。

8. 手脚筋节，筋松，抽扯

症状表现：如弓弦或紧或慢。

病因病机分析：此因干湿而生，老人多有此疾，或气闭，重泻，多服有力过药。

9. 胸膈风

症状表现：肚鸣嗳腹，食后有疼，口湿皮软。

病因病机分析：风因二件而生，一因酒食，二因旧热。因食者，因吃扁豆、白小眉豆、椹子水，食中有湿。多因吃安撒鲁的、林檎、梢瓜、黄瓜、酪。若因旧热者，是微也。不能消湿，坏其风热，停在胸肚之中，肚鸣嗳腹，多因湿浊，或时胸中食控，见识面朝湿者，生损也。热气到胸膈、肠宽处，动风也，食中风定也，先有禀性热在胸，发热紧在风中停，是风从肠起上脑，或因风生脾，是风多也。其形或风，或食中生湿，是浊风也，其性干燥，食后有疼，在脾周围显也。又有等风，口湿皮软，是见识受也。

10. 风癫

症状表现：面色先红兼黑，眼红，昏暗，气促，声闭，干嗽，嚏喷不绝，鼻窍闭塞，断其闻魂，头发微细，头面汗多，气息不由自主改变，睡多乱梦，身重随后眉发皆落，指甲绽开，面目丑样，浑身黑疙瘩，皮色黑，鼻蚀，浑身青色，流臭黄水。

病因病机分析：或时风聚在身上，便生风疾在身，或奄风散在浑身多者，便生癫疾。风病在一处重肿，或是蟹疾，或是重肿，若风薄同黄水相合生癫，癫上生蟹疾者，在一处。蟹疾上生癫者，在浑身。此病正是禀性衰败，有干在肝，或在浑身。因动风之食，或净痰变成浊痰，面色改变，闭住旧热，因此力微，冷了浑浊，若脾微者，亦如此也。风从肝出，闭住血道，散在浑身，受不及时天气，行经日分眠，近此病人，此乃正是病因，最有传受其形。癫病人先红兼黑，眼红，昏暗，气促，声闭，干嗽，嚏喷不绝，鼻窍闭塞，断其闻魂，头发微细，头面汗多，气息不由自主改变，睡多乱梦，身重随后眉发皆落，指甲绽开，面目丑样，浑身黑疙瘩，血聚在骨节冻住，皮色黑。因根本黄水生疮者，鼻必蚀，浑身青色，流臭黄水，此病血浊，因浑着筋色，其禀性和安人不同，为因坏其身也，此性都上身者，死也。

11. 肩骨脱离本处

症状表现：肩骨脱离本处。

病因病机分析：凡肩骨连接处最易脱离，盖其盛骨处甚浅，因辖接的筋有力，便可转动。此等脱离，但向下，无向上向后，盖上则有肩胛骨，后则有背骨。瘦人此处脱出易，肥壮人则难。若婴儿初因难下，遇此处脱离，不速移入，臂即短，常有啼号，辖接处瘦，手如黄鼠的爪。若股骨头脱离，脚亦短，臁上瘦，起动皆难，盖其股既有伤，足力不能胜一身之重。肩胛头有损伤，显出热肿，谓辏接处脱出，然实非也。显验：臂膊从此处脱出的显验，是与无损处那一边相比，则可知，盖脱离处空，肩胛头偏向下，臂膊的骨头从腋下显出，时不能垂到肋肢前，虽令其忍痛要垂到肋肢前，诸般用力不能到，手亦不能举上，诸般转动皆难。

12. 项圈骨脱离本处

症状表现：项圈骨脱离本处。

病因病机分析：凡此处脱离，只是向外，无向内脱离者。盖向内处，与胸相连，无脱出之理，向外却与肩胛骨相连，若有损伤则易脱出。显验：庸医不识此证者，见瘦人有此证，其肩胛骨耸起，此骨陷入向外出，谓连筋肉脱。显验的方法是，令患者举手，上不能至头，后不能至肩背。

13. 两颌骨脱出

症状表现：两下颌骨脱出。

病因病机分析：两颌骨脱出，纵有亦或在一边，全脱者，极少。显验：此证候的显验，是口张不能收合，盖因头后并项上的筋肉与之相连，故能转动，既脱出，则不能转动矣，颌骨向外出，与呵欠等的张口不同，若从边脱出，其骨之体即有偏，牙床上下亦不相对。

14. 腰椎骨脱出

症状表现：腰椎骨脱出。

病因病机分析：凡人有伤损或跌倒，此骨脱出者，其表现为本处陷下，患者举足并腿伸缩皆难。

15. 大腿骨头脱出

症状表现：大腿骨头脱出。凡此骨从盛骨处脱出者有五种情况，即向里、向外、向前、向后、直脱出。

病因病机分析：若向里脱出，其足稍长，小腿能伸缩，股不能闭，股内的肉如肿显出来，盖因此骨的头偏向里；若向外脱出，其足短，股内的肉陷入，外亦有肿，盖因此骨的头偏向外；若向前脱出，其足能伸而难缩，缩即疼甚，要行不能行，股内的肉有肿，盖因脱出之骨偏向前，如要行，脚跟不能着地；

若向后脱出，脚亦短，不能收缩，其辖接处无力，骨的头偏向骨道去，此处肿。

16. 膝骨的辖接处脱出

凡膝骨的辖接处脱出与移入皆易，然脱出有向左、向右、向后的，无向前者，盖因向前有膝盖骨。

17. 膝盖骨脱出

凡膝盖骨滑，从本处脱出者。

18. 足踝骨的辖接处脱出

凡此骨辖接处脱出者。

19. 刀箭所伤类

凡刀箭伤口成疮并中毒箭者分为：

（1）伤着筋者。

（2）脑、肾子、茎管、细肠处伤，疼不能忍者。

（3）在肝者，亦重；安者，多比别处不同。

（4）心着伤者，无限。

（5）伤着筋肉系边，必重，绝其力也，发昏沉重，见识显奄也。

（6）伤着膝前平处也重，善不得脱离。

（7）伤在肉系边，重显，见识奄者，莫止望医治者，除是横割肉系断其此性，肯者为之。

（8）伤着肚者，便有干呕，或干便肿，或走脏腑者，便死。

（9）伤在肉。

20. 禀性衰败

此病发在消渴病证之前，不治者，变消渴病证。此人，面目浮肿，手指、脚趾一般，容颜改变，浑身湿润，如同浸湿布片，发气喘病证，腿脚无力。

此病而形知之，有人肝经禀性有冷，因吃冷性之食，或不顾性命多吃冷水，或因放血甚多，或因有痔，或因月经。

21. 胸膈有肿

其病肿有两等：有热、有冷。有热者，其形摸着显肿，有热，恍惚，作渴，发烧，不思饮食，恶心。

22. 消食无力

症状表现：消食无力。

病因病机分析：从血而来，便有奄风聚在浑身，此形便是肝经力弱。又说肝经禀性有干，有干者身瘦，作渴，意思如痨。禀性湿者，不作渴，身不瘦，却脏腑不住，干者而硬。又说本肝有肿，或热，或冷，或在中，或在肝下。在上者，摸着便见。若在下者不显，却则别见烧热，吐黄水，作渴，气喘，变作黄病、猝死病证，如同有人用手将他肚皮扯弄，右肋作难，舌或红或黑，不思饮食，脉息如滚，便见有疼。肿在肝上者，疼到阿黑刺乞骨、肩胛；肿在肝下者，疼到背脊之骨；肿在筋者，疼到直里、横里；若肿在肝之上者，形如弯月。

23. 血满

患者汗出多者，断作血满。若汗臭者，发烧便在眼前。若七窍昏暗，动止无力者，正是血满，系有痰。

24. 可婆思病

可婆思病发在脑病风疾之前，不治者便成脑病。

25. 苔兀撒剌必

苔兀撒剌必，即脱落了头发的病证也，其病似退了毛的狐狸般。

26. 痰疾

症状表现：痰浊盛。

病因病机分析：因吃食不能成血，未成本形，却变作痰。痰本是半消之血，此血串在各经不能散者，便成消渴、肉蛊病证。若散不得，则白，成白癜风疾。又消食禀性衰败，因热者，将血烧成黄水而散此等黄水聚在肝中者，却发黄肿；串如筋者，将血热动，便发重重而热；若陈者，却发黄水而热；串人皮者，皮力将其作食，便成黄病；若串在皮肉，不能而动，便成扎瓦而西、阿乞剌；若串人皮肤外陈者，便成蝼蚁病证；若停在肝中者，便生二证：一，肝青黑；二，浑身黄，此乃便是消食无力之形。若分食力弱者，血在本，肝不净，或成黄水，或成风，或成痰。

27. 大小便秽气

凡大小便有秽气，其因有二等：一等是肠内有恶气凝集，二等是因吃能生大小便秽气的物，如乌失图而阿子、安古当、知而直而、蒜、韭等物是也。

以上内容为文言字句，且有深奥难解之处，尚需查阅相关资料。但从这些论述可以看出，在回医学发展的早期，便在疾病诊断上有其独特的理论依据。

第二十章 辨病与辨证的关系

病和证二者有密切的关系，但严格说来，病和证的概念不同，病是机体在一定条件下，由致病因素引起的一种病理过程，而证则是疾病发展阶段中的病因、病位、病性、病机、病势等方面情况的病理概括。一个病可以有不同的证和多个证，同样相同的证亦可见于不同的病中。

辨病与辨证是诊断疾病的两种方法，回医诊断要求进行病名和证名双重诊断。通过对病情资料的分析、判断，将辨病与辨证有机地结合起来，从而抓住疾病本质。

第一节 辨病为先

诊断以辨病为先，以病为纲。诊断应把辨病放在首要位置，因为辨病能抓住辨证的纲领。辨病在诊断中起着十分重要的作用，可以获得对疾病的整体认识。

辨证是对疾病发生发展中某一阶段病因、病性、病位等所得出的概括性结论。证一方面受到病的规定，另一方面又受到诸如体质、情志等多方因素的制约。因而，从病辨证使辨病不断深入和具体，显示了回医诊断的特色。

第二节 辨证为主

辨证方能识病，故诊断以辨证为主，以证为目。诊断强调"证"的辨析和确立。

辨证是对证候的辨析，以确定证候的原因、性质和病位；辨证的过程也是认识疾病的过程，即将诸诊所收集的资料进行综合分析，然后归纳判断为某种性质的证的思维过程。只有明确了"证"，才能根据"证"确立治法，据法处方以治疗疾病。

第三节　辨病与辨证互补

辨病是按照诊法所得资料，与多种相类似的疾病进行鉴别比较，最后把相类似的疾病一一排除，得出疾病的结论。辨证既包括各种诊法检查所得，又包括内外致病因素及病位，全面而又具体地判断疾病在一定阶段的特殊性质和主要矛盾。在得出疾病诊断结论之后，对该病的病机演变已有了较为明确的概括，在这个基础上进一步辨证，便能预测其顺逆吉凶，而更重要的是经过辨病之后，使辨证与辨病所有的治疗原则与方药结合得更加紧密，以提高治疗效果。

在辨病的基础上辨证，以病为纲，从病辨证，既有全局观念和整体认识，又有灵活机动性和阶段性认识。辨病有助于提高辨证的准确性，重点在全过程；辨证又有助于辨病的具体化，重点在现阶段。对于病的治疗有专方专药，其针对性强；对于证的治疗则随证治之，其灵活性强。因此，辨病与辨证相互补充，不可偏废。

第二十一章　回医常见疾病诊断辨证举隅

第一节　消渴病

回医学称："禀性衰败，体液失调消渴病。"其病名见《回回药方》，消渴病是指以多饮、多尿、多食及消瘦为主要特征的疾病。其主要病机为禀性衰败及体液失调。

辨证分型如下。

1. 初期，火质禀性衰败，黄液质盛

主症：口渴引饮，易饥多食，心烦失眠，尿频、便秘。

次症：急躁易怒，面红目赤，心悸怔忡，头晕目眩。

舌脉：舌红、苔黄，脉弦数或弦滑数。

兼血道瘀滞：心胸隐痛，肢体麻痛，舌质暗红。

兼湿浊热邪盛：脘腹胀满，恶心呕吐，口干口臭，舌红，苔黄腻。

2. 中期，火质禀性衰败，白液质盛

主症：倦怠乏力，心悸气短，头晕耳鸣，自汗盗汗。

次症：面色㿠白，心烦失眠，遗精早泄，口渴喜饮。

舌脉：舌质淡红，少苔或花剥，脉濡细或细数无力。

兼血道瘀滞：心胸疼痛，肢体麻痛或肢体瘀斑，舌暗红或有瘀斑或舌下青筋紫暗迂曲。

兼湿浊盛：脘腹胀满，纳呆便溏，肢体重着，舌淡红，苔白腻或黄腻。

3. 后期，土质禀性衰败，白液质、黑液质盛

主症：精神萎靡，形寒肢冷，大便泄泻，阳痿遗精。

次症：面色苍白无华，倦怠乏力，面目浮肿，腰酸耳鸣。

舌脉：舌淡，苔白，脉沉迟或沉细无力。

兼血道瘀滞：心胸疼痛，出冷汗，四肢厥逆，下肢紫暗疼痛难忍，舌紫暗或有瘀斑，或舌下青筋紫暗迂曲明显。

兼寒邪湿浊盛：脘腹胀满，纳呆呕恶，五更泄泻，肢体重着，舌暗淡、边有齿痕，苔白腻，脉濡细无力，或有瘀斑或舌下青筋紫暗迂曲。

兼湿浊盛：脘腹胀满，纳呆便溏，肢体重着，舌淡红，苔白腻或黄腻。

第二节 胸痹

回医学称"禀性衰败，有冷有湿胸痹心痛"，其病名见《回回药方》。胸痹是指胸部闷痛，甚则胸痛彻背，气短喘息不得卧为主症的一种疾病。其病因多与寒浊内侵，饮食不当，情志不遂，年老体虚等有关。病机主要是禀性衰败，体液失调。

辨证分型如下。

1. 禀性衰败而冷，白液质盛，坏血停滞

主症：心胸疼痛，如刺如绞，痛有定处，入夜为甚，心痛彻背，背痛彻心，或痛引肩背。

次症：胸闷，日久不愈，暴怒或劳累后加重。

舌脉：舌质紫暗，有瘀斑，苔薄，脉弦涩，或结代。

2. 禀性衰败而湿，红液质盛，气道阻滞

主症：心胸满闷，隐痛阵作痛无定处，遇情志不遂时诱发或加剧。

次症：脘胀嗳气，时欲太息，或得嗳气、矢气则舒。

舌脉：苔薄或薄腻，脉弦细。

3. 水质禀性衰败，白液质盛，痰浊壅滞

主症：胸闷重而心痛轻，形体肥胖，痰多气短，遇阴雨天易发作或加重。

次症：倦怠乏力，纳呆便溏，口黏，恶心，咯吐痰涎。

舌脉：舌体胖大、边有齿痕，苔白腻或白滑，脉滑。

4. 禀性衰败而冷，白液质盛，寒浊内侵

主症：猝然心痛如绞，或心痛彻背，背痛彻心，或感寒痛甚。

次症：心悸气短，形寒肢冷，冷汗自出，多因气候骤冷或感寒而发病或加重。

舌脉：苔薄白，脉沉紧或促。

5. 禀性衰败而冷，白液质盛，气衰

主症：心胸隐痛，时作时止，心悸气短，动则益甚：

次症：倦怠乏力，声低气微，面色㿠白，易汗出。

舌脉：舌淡红，舌体胖、边有齿痕，脉细缓或结代。

6. 火质禀性衰败，水衰

主症：心痛憋闷时作，虚烦不眠。

次症：腰膝酸软，头晕耳鸣，口干便秘。

舌脉：舌红少津，苔薄或剥，脉细数或结代。

7. 水质禀性衰败，白液质盛，心寒

主症：心悸而痛，胸闷气短，动则气耗。

次症：自汗，神倦怯寒，四肢肿胀。

舌脉：舌质淡胖、边有齿痕，苔白或腻，脉沉细而迟。

第三节 痹证

回医学称"禀性衰败、复感冷湿热邪痹证"。痹证是因风、寒、湿、热等外

邪侵袭人体，致使禀性衰败，体液失调的病证。主要表现为肌肉、筋骨、关节等部位酸痛或麻木、重着、屈伸不利，甚或关节肿大灼热等。

辨证分型如下。

1. 气质禀性衰败，红液质盛，风邪侵袭

主症：肢体关节酸痛，游走不定。

次症：发病初期肢节亦红亦肿，屈伸不利，或恶风，或恶寒。

舌脉：舌质红，苔白微厚，脉浮缓或浮紧。

2. 水质禀性衰败，黑液质盛，寒邪凝滞

主症：肢体关节紧痛不移，遇寒痛增，得热痛减。

次症：关节屈伸不利，局部皮色不红，触之不热。

舌脉：舌质淡红，苔白而薄腻，脉弦紧，或沉迟而弦。

3. 土质禀性衰败，白液质盛，湿浊阻滞

主症：肢体关节重着，酸痛。

次症：肢体关节肿胀，痛有定处，手足沉重，活动不便，肌肤麻木不仁。

舌脉：舌质红，苔白厚而腻，脉濡缓。

4. 火质禀性衰败，黄液质盛，热邪壅滞

主症：肢体关节红肿灼热剧痛。

次症：关节痛不可触，得冷稍舒，多伴有发热、恶风、口渴、尿黄、烦闷不安等全身症状。

舌脉：舌质红，苔黄腻，脉滑数。

第四节 胃痛

回医学称"禀性衰败，体液失调，复感寒侵胃痛"，其病名见《回回药方》。胃痛是由于寒邪侵袭、饮食伤胃、恼怒犯胃，或胃素虚弱等，导致禀性衰败，白液质或红液质偏盛的病证。

辨证分型如下。

1. 禀性衰败而冷，白液质盛，胃气壅滞

主症：胃脘胀痛或痛窜两胁。

次症：嗳气频繁，嘈杂泛酸。

舌脉：舌质淡红，苔薄白，脉弦。

2. 禀性衰败而冷，白液质盛，胃寒

主症：胃脘隐痛，喜按喜暖，食后脘闷，纳呆少食。

次症：便溏腹泻，四肢乏力。

舌脉：舌质淡红，有齿印，苔薄白或白，脉沉细。

3. 气质禀性衰败，红液质盛

主症：胃脘灼热胀痛，口苦口臭，脘腹痞闷。

次症：渴不欲饮，小便黄。

舌脉：舌质红，边尖深红，苔黄厚或腻，脉滑或濡数。

4. 火质禀性衰败，红液质盛

主症：胃脘灼热疼痛，口干舌燥，大便干燥。

次症：胃黏膜呈颗粒状或血管显露，胃黏膜干燥，黏液少或胃酸偏低，黏膜充血水肿或糜烂。

舌脉：舌红，少津无苔或剥苔或有裂纹，脉细数或弦细。

5. 水质禀性衰败，白液质盛，坏血停滞

主症：胃脘痛有定处，不喜按或拒按。

次症：胃痛日久不愈，黑便。

舌脉：舌质暗红或紫暗，有瘀点，脉弦涩。

6. 水质禀性衰败，白液质盛，痰浊壅滞

主症：胃脘胀满或胀痛，胃有沉重感，食欲不振，食后腹胀，嗳气频发。

次症：大便时溏时结，面色萎黄，神疲乏力。

舌脉：舌体胖、质淡红、苔薄白，脉沉缓或沉细。

第五节　葡萄疫

回医学称"禀性衰败，体液偏盛葡萄疫"。本病是一种过敏性血管病变，以皮肤或黏膜发生紫红色瘀斑、瘀点，伴关节疼痛、腹部症状及肾脏损害为临床特征。

辨证分型如下。

1. 禀性衰败而热，黄液质盛

主症：感受风热或火热燥邪后，肌肤突发紫红或青紫之斑点或斑片。

次症：发热口渴，烦躁不安，溲赤便秘，常伴有鼻衄，齿衄，尿血或便血。

舌脉：舌质红，苔薄黄，脉数有力。

2. 火质禀性衰败，红液质盛

主症：肌肤出现红紫或青紫斑点或斑片，时作时止。

次症：手足心热，潮热盗汗，两颧红赤，心烦口干，常伴有齿衄，鼻衄，月经过多等。

舌脉：舌质红，少苔，脉细数。

3. 土质禀性衰败，白液质盛

主症：紫斑反复出现，经久不愈，神疲乏力。

次症：食欲不振，面色苍白或萎黄，头晕目眩。

舌脉：舌质淡，苔白，脉细弱。

第六节　淋证

回医学称"禀性衰败，体液偏盛淋证"，其病名见《回回药方》。本病是以小便频繁而数量少，尿道灼热疼痛，排便不利，或小腹急痛，以腰腹为主要表现的病证。多因嗜酒过度，或过食肥腻之品，造成禀性衰败，黄、红、白体液偏盛所致。

辨证分型如下。

1. 气质禀性衰败，黄液质盛

主症：小便频数，灼热刺痛，色黄赤，少腹拘急拒按。

次症：恶寒发热，口苦，呕恶，腰痛拒按，大便秘结。

舌脉：舌苔黄腻，脉濡数。

2. 气质禀性衰败，红液质盛

主症：小便淋漓不畅，会阴部、外生殖器区、下腹部、耻骨上区、腰骶及肛门周围坠胀不适或似痛非痛，精神抑郁。

次症：胸闷善太息，性情急躁焦虑，疑病恐病。

舌脉：舌淡红，脉弦。

3. 水质禀性衰败，白液质盛

主症：小便淋沥不已，时作时止，遇劳即发。

次症：腰酸膝软，纳呆腹胀，乏力。

舌脉：舌质淡、苔薄白，脉沉细或缓而无力。

第二十二章　病案

病案，古称"诊籍"，又称"医案"，现称"病历"，是医生诊治疾病经过的实录。它要求把患者的详细病情，既往病史和家族病史，以及诊断治疗过程，诊病的结果等如实记录下来。准确、系统、全面，是书写病案的基本要求。准确地记录患者的异常感觉和表现，系统地记述疾病的经过，全面记载患者的临床资料和医生诊治过程，保证了病案的真实性和可靠性，使它具有科学价值。

病案有以下几方面的作用。

1. 病案是疾病的诊断、治疗和预后判断的依据

在诊治疾病时，首先根据各种诊法所得资料进行综合分析，确定诊断，辨别其证之所属，制定出治疗方案，决定处方用药，这些都必须记录在案。复诊时，先了解服药后的结果，再结合诸诊所得，参阅先前的记录，再次进行诊断、治疗，同样要做好完整的记录。通过多次诊疗的综合，对患者病情就会了解得更为清楚，对疾病的预后也会更为明确。若没有病案，诊病就没有依据，就很难做到正确诊断，合理治疗，也很难给疾病下一个准确的判断。

2. 病案是科研、教学的必要资料

有了病案，就可以积累临床资料，可以对疾病的诊断治疗情况进行统计分析，了解诊治的准确率和治愈率，从而为科研、教学提供所需要的资料。同时通过对病案的分析研究，还可以反映诊疗技术水平的高低，以及医疗质量的优劣。

3. 病案还是法律责任的文字依据

在发生法律纠纷时，能作为原始记录，提供重要依据。

正确地书写病案，是医生必须掌握的基本技能。写好病案既关系到患者的健康，又是对医生基本功的锻炼和培养，医生必须重视这一基本功的训练，严格要求，写好病案。

第一节　回医病案的特点

病案，是疾病诊疗的真实记录。回医病案有自己的特色，其特点主要有三个方面。

1. **按回医诊断的思路，详细准确、全面而又有重点地记录诸诊所得**

各种诊法所得资料是病案最基本的内容，是诊断辨证的基础。在回医病案中，除了病史、自觉和他觉症状外，特别重视尿液、大便、痰液、手相、舌象和脉象等方面的资料。

2. **依据回医理论进行辨证分析和疾病诊断**

回医对疾病的诊断既包括病，又包括证，且一病又可以多证。只有疾病诊断明确，才可以论治。在辨证过程中，必须以回医理论为指导，对疾病的资料进行再分析，辨别系何种病证，才能给予正确的治疗。

3. **运用回医的治疗原则立法、施治**

对患者做出诊断之后，随即立法施治。回医立法施治也有相应原则，治疗原则的制定要以证为依据，又要因时定则，因地定则，因人定则，因病种定则，因病级定则，因病期定则，因病危定则。治法方面有：致病性气质失调消除法，包括寒法、干法、热法、湿法、湿寒法、干寒法、干热法、湿热法；致病体液性气质调治法，包括致病体液成熟法、致病体液清除法；禀性气质调补法，包括饮食调补法、脏器气质调补法。治疗方面除了回医方药外，尚有洗浴、饮食、烧灼、放血、催泻、催吐、灌肠、涂治、滴鼻、油治、熨敷、清泻反压、火灸、缓下、反压穿刺、正骨、针刺、针挑、吹、熏、剖、点等特色疗法。所有这些回医特色治疗方法，都应该在病案中反映出来。

第二节　回医病案的内容和要求

一、回医病案的内容

回医病案的内容应以诊法资料、辨证、治法、疗法等为重点。

1. 诊法资料

应如实记录诸诊所得资料，按辨证要求分清主次，有系统，有重点，扼要书写，避免主次不分或有重复、遗漏。

2. 辨证

必须把诸诊记述加以综合研究，找出禀性、体液、病因、脏器、经脉、阴阳动静及其可能的变化等，从而阐述疾病的病理本质，务求明确、中肯、详尽，避免粗略草率，或理论空泛而与实际脱节。

3. 治法

是根据辨证而来，根据辨证提出治疗法则。立法必须与辨证紧紧相扣，若除了主病，还有兼症，更应按辨证的标本先后缓急而立法。务使立法与辨证，丝丝入扣而不相矛盾，或有所遗漏。

4. 疗法

根据治法确定治疗方法，如药物、饮食、针刺等。

除以上四个主要方面外，患者的一般情况、辅助检查结果、医嘱、医生签名、日期及其他有关情况，都应详细准确地记录。

二、回医病案书写的要求

1. 书写病案必须严肃认真，实事求是，准确及时。住院病案要求在入院后24 小时内完成，门诊病案要求当时完成。

2. 症状描写要详细，要求使用回医名词术语，体现回医特色理论。

3. 治疗要详细明确地写清楚采用何种治疗方法及其具体情况。若采用推拿、针刺、放血等疗法，则应写明疗程、部位、手法及操作时间等。如果采用药物治疗，也应写明治法、方剂名称、药物及剂量、剂型及服法等。

4. 病案内容要求完整、精练、重点突出、主次分明、条理清晰。注意前后病情演变的连贯性和系统性。

5. 文字要通顺、简洁，不能涂改，剪贴，挖补。病案一律用钢笔或签字笔书写，字迹要工整清楚，应按国家规定的简化字，不要自行造字。

6. 病案中所有记录，每页均应有患者姓名，住院号和页序号，日期一律按"年、月、日"顺序，用阿拉伯数字填写。

7. 住院病案，会诊记录，转科记录，出院总结，死亡记录等，应另起一行，标记于上方中央。

8. 病案结束时医生要签全名，主治医师红笔批阅后，亦应签全名，以示负责。

第三节 病案格式

病案在实际书写时还必须遵循一定的格式。回医病案按照目前通用的住院病案格式书写。门诊病案可参考住院病案，内容可以简略些，但主要项目应该齐全。包括以下几方面。

1. 一般情况：姓名、性别、年龄、婚否、民族、籍贯、职业、工作单位、家庭住址、入院日期、病史陈述者、病史采集时间、家属姓名、电话号码等。

2. 主诉。

3. 病史：现病史、现在症状、既往病史、个人史、家族史、月经生育史等。

4. 理化检查。

5. 诸诊资料摘要。

6. 病情分析。

7. 诊断：病名、证候。

8. 治法。

9. 疗法。

10. 签名。